KB061608

東醫四象初本
동의사상초본

東醫四象初本
동의사상초본

1판 1쇄 발행 2023년 5월 31일

원저 이제마 **역자** 이응철 · 박승록

교정 주현강 **편집** 문서아 **마케팅 · 지원** 김혜지

펴낸곳 (주)하움출판사 **펴낸이** 문현광

이메일 haum1000@naver.com **홈페이지** haum.kr
블로그 blog.naver.com/haum1000 **인스타그램** @haum1007

ISBN 979-11-6440-364-6 (03510)

좋은 책을 만들겠습니다.
하움출판사는 독자 여러분의 의견에 항상 귀 기울이고 있습니다.
파본은 구입처에서 교환해 드립니다.

東醫四象初本

이제마 원저 | 이응철·박승록 교정 번역

동의사상초본

目次

머리말

이제마 선생이 《동의수세보원》을 쓰기 전에 작성한 초본(初本)인데 이 기초상에서 여러 차례 수정과 보충을 거쳐 마침내 《東醫壽世保元》의 집필을 완성하게 되었다. 1901년에 함흥 률동계에서 목활자본으로 출판된 뒤에 여러 차례 각종 판본으로 출판되었으며 1914년 서울에서 《東醫壽世保元》을 출판하게 될 당시에 《동의사상초본(東醫四象初本)》도 이미 전달되어 있었다고 필자는 생각한다. 1920년경에 출판되어 나온 《東醫四象新編》과 《東醫四象診療醫典》은 이 《동의사상초본》과 《보원》에 근거하여 편집한 책들이다. 이 《初本》은 사상 의학을 깊이 연구하여 더욱 발전시키려는 학자들에게는 더없이 소중한 문헌이라고 지적하지 않을 수 없다. 이제마 선생은 《初本》에서 사상인 약물의 선택에 관한 이론을 다음과 같이 논술하였다. "태음인의 약은 반드시 밖으로 통하게 해야지 중초를 튼튼하게 하지 말아야 하고 태양인의 약은 반드시 중초를 편안하게 해야지 밖으로 통하게 하지 말아야 하며 소음인의 약은 반드시 중초를 따뜻하게 해야지 위장을 서늘하게 하지 말아야 하고 소양인의 약은 반드시 위장을 서늘하게 해야지 위장을 따뜻하게 하지 말아야한다(太陰之藥, 宜通外, 而不宜固中 ; 太陽之藥, 宜和中, 而不宜通外 ; 少陰之藥, 宜温中, 而不宜凊腸 ; 少陽之藥, 宜凊腸, 而不宜温胃。)"

《初本》에 적지 않은 처방들이 《保元》에 수록되지 못하였으며 사람의 수명에 대한 논술도 역시 《保元》에 기록되지 않았으므로 매우 큰 참고 가치가 있는 문헌이라고 볼 수 있다. 그런데 이 책이 오늘날에 와서는 남북한에 모두 실전(失傳)된 상태였던 것을 중국의 동포들이 소장하고 있던 필사본 4개를 발굴하여 20여 년간의 노력을 경주하여 교정하고 주해를 달고 우리말로 번역하여 출판하게 되었다. 이 책의 출판을 위하여 물심양면으로 도와준 박승록 선생님과 출판사 관계자 여러분에게도 진심으로 감사를 표하며 지금 사상 의학을 연구하고 있는 학자분들과 임상 실천에 종사하는 한의사들의 사심 없는 지도 편달을 바랍니다.

2023년 5월 11일

이응철

李應哲

原人卷之一 第一統
원인권지1 제1통

◈·◈·◈

하늘이 만민을 내시고 성(性)으로 지행을 주었으니 만민이 살아가는 데 지행이 있으면 살고 지행이 없으면 죽는다. 지행으로 말미암아 덕이 생기는 것이다.

天生萬民, 性以知行, 萬民之生也, 有知行則生, 無知行則死。知行者, 德之所由生也。

【註解】이제마 선생은 여기서 지행(知行)을 논하였는데 지(知)라는 것은 알다, 지식(知識), 지혜(知慧), 지각(知覺), 인식(認識)을 이르는 말이고 행(行)이란 바로 행하다, 행동(行動), 행실(行實), 실천(實踐)을 이르는 말일 것이다. 이제마 선생은《東醫壽世保元》에서는〈知行〉을〈慧覺〉으로 바꾸었다.

【參考】《保元-性命論》"天生萬民, 性以慧覺, 萬民之生也。有慧覺則生, 無慧覺則死。慧覺者, 德之所由生也。" "知行积则道德也, 道德成则仁圣也, 道德非他知行也, 性命非他知行也。"

주: 인의예지, 충효우제 등 모든 선행이 다 지행에서 나온다.

註仁義禮智, 忠孝友悌, 諸般百善, 皆出於知行。

【註解】 인의예지와 충효우제 같은 모든 선행이 모두 지행(知行)에서 나온다고 썼다가 《보원》에서는 지행을 혜각(慧覺)으로 수정하여 기록하였다. 혜각이란 불교적인 용어로서 사람들이 스스로 큰 지혜를 깨닫는 것을 이르는 말인데 이 글에서는 지혜로운 생각 또는 지혜로운 사유로 보는 것이 타당하다고 사료된다.

【參考】《保元-性命論》"仁義禮智, 忠孝友悌, 諸般百善, 皆出於慧覺"

하늘이 만민을 내시고 명은 의식(衣食)으로 주었으니 만민이 살아가는 데 의식이 있으면 살고 의식이 없으면 죽는다. 의식은 도(道)로 말미암아 생기는 것이다.

天生萬民, 命以衣食, 萬民之生也, 有衣食則生, 無衣食則死。衣食者, 道之所由生也。

【註解】 명(命)은 의식(衣食)으로 주었다는 구절이 타당하지 못하여 이제마 선생은 《保元》에서는 의식(衣食)을 자업(資業)으로 수정하였다.

【參考】《保元》"天生萬民, 命以資業, 萬民之生也, 有資業則生, 無資業則死。資業者, 道之所由生也。"《詩經》: "天生烝民, 有物有則。民之秉彝, 好是懿德。"

주: 사농공상(士農工商), 전택방국(田宅邦國) 등 모든 활용이 모두

의식(衣食)에서 나온다.

註士, 農, 工, 商, 田宅, 邦國, 諸般百用, 皆出於衣食。

【註解】 사, 농, 공, 상은 봉건 시대의 4대 직업인 선비(士人), 농부(農夫), 장인(匠人)

상인(商人)을 이르는 것이고 전택(田宅)은 밭과 주택을 이르는 말이며 방국(邦國)은 지방을 이르는 말로 사료된다. 이 구절에서도 의식을 자업(資業)으로 바꾸었다.

【參考】《保元-性命論》"註: 士, 農, 工, 商, 田宅, 邦國, 諸般百用, 皆出於資業。

지행은 남을 능가하고자 해야 하고 의식은 염결하고자 해야 하고 지행이 사사롭고 작으면 박덕(薄德)하다고 말하고 의식을 마구 탐하면 도를 거역했다고 말한다.

知行欲其兼人, 衣食欲其絜己。 知行私小者, 薄德之謂也, 衣食貪濫者, 悖道之謂也。

【註解】 이 구절에서도 지행(知行)과 의식(衣食)을 혜각(慧覺)과 자업(資業)으로 바꾸고 수정, 보충하여 《保元》에 기록하였다. 그리고 내용을 더 보충하였다.

【參考】《保元-性命論》"慧覺欲其兼人而有教也, 資業欲其廉己而有功也。慧覺私小者, 雖有其傑, 巧如曹操而不可為教也。資業橫濫者, 雖有其雄, 猛如秦王而不可為功也。"

사람이 타고난 장기(臟氣)에는 네 가지 다른 것이 있다. 폐가 크고 간이 작은 사람을 태양인이라고 하고 간이 크고 폐가 작은 사람은 태음인이라고 하며 비가 크고 신이 작은 사람은 소양인이라고 하고 신이 크고 비가 작은 사람은 소음인이라고 한다.

人稟臟氣, 有四不同, 肺大肝小者, 名曰: 太陽人 ; 肝大肺小者, 名曰: 太陰人 ; 脾大腎小者, 名曰: 少陽人 ; 腎大脾小者, 名曰: 少陰人。

【註解】 이 구절에서 장기(臟氣)를 臟理로 바꾸어 《보원》에 기록해 넣었다.

【參考】《保元》四端论: "人稟臟理, 有四不同, 肺大肝小者, 名曰: 太陽人 ; 肝大肺小者, 名曰: 太陰人 ; 脾大腎小者, 名曰: 少陽人 ; 腎大脾小者, 名曰: 少陰人。"

주: 폐가 강하면 간이 약하고 간이 강하면 폐가 약하며 비가 강하면 신이 약하고 신이 강하면 비가 약하다. 이렇게 서로 찼다가 줄어들고 나아가고 물러서며 복잡하게 변하지만 구함에 도가 있고 얻음에 명이 있는 것이니 성인(聖人)과 중인(衆人)은 하나로 같은 것이다.

註肺强則肝弱, 肝強則肺弱, 脾强則腎弱, 腎強則脾弱, 互相盈縮, 迭為進退, 參伍以變, 錯綜其數, 求之有道, 得之有命, 聖人與衆人一同也。

사람이 욕심을 따르는 데 네 가지 같지 않은 것이 있으니 예(禮)를 버리고 방종하는 자를 비루한 사람(태양인)이라 하고 의(義)를 버리고 안일함을 추구하는 자를 나약한 사람(소음인)이라고 하며 지(智)를 버리고 사사롭게 꾸미려고 하는 자는 덕이 박한 사람(소양인)이라고 하며 인(仁)을 버리고 욕심만을 채우려 하는 자를 탐욕스러운 사람(태음인)이라고 한다.

人趍慾心, 有四不同, 棄禮而放縱者, 名曰: 鄙人(太陽人); 棄義而偷逸者, 名曰: 懦人(少陰人)棄智而飾私者, 名曰薄人(少陽人)棄仁而極慾者, 名曰貪人(太陰人)。

【註解】 이 구절에서 욕심(慾心)을 《保元》에서는 심욕(心慾)으로 바꾸어 기록하고 (太阳人), (少阴人), (少阳人), (太阴人)을 삭제해 버렸다.

【參考】《保元-四端論》"人趍心慾, 有四不同, 棄禮而放縱者, 名日鄙人; 弃义而偷逸者, 名日懦人, 弃智而饰私者, 名日薄人, 弃仁而极慾者, 名日贪人。"

주: 이 네 가지 덕이 욕심에 빠져서 한 가지 면만을 폐기하는 자가 있는가 하면 2, 3, 4면을 모두 폐기하는 자도 있으며 오른쪽은 밝지만 왼쪽이 어두운 자도 있고 왼쪽이 밝지만 오른쪽이 어

두운 자도 있다. 4가지 덕을 성심으로 확충하여 그중 하나만 충족하게 갖추는 사람이 있는가 하면 4가지 덕을 모두 갖추는 사람도 있고 착한 사람, 믿음 있는 사람도 있으며 덕을 충실하게 빛내는 사람도 있다. 또 흩어져 일정하지 못하거나 곧으나 높고 낮은 사람도 있다. 이렇게 간간이 서로 구별되고 층층이 같지 않다. 간간이 일정하지 못한 사람은 중인(衆人)이고 층층이 높거나 낮은 사람은 현량(賢良)한 사람이니 성인(聖人)과 중인(衆人)은 만 가지로 다르다.

註

四德為慾心所陷, 而有一面廢棄者；有二三四面, 俱廢棄者；有右明而左暗者；有左明而右暗者。四德為誠心所擴, 而有一體充備者, 有四體具備者, 有善人信人者, 有充實光輝者, 有散而參差直而高低, 間間自別, 層層不同。間間參差者, 衆人也, 層層高低者, 賢良也, 聖人與衆萬殊也。

原人卷之一 第二統
원인권지1 제2통

◈·◈·◈

태소음양이 두 쪽으로 치우치거나 길고 짧은 것은 바로 성정(性情)의 변화로서 그것은 천(天)이어서 불었다 줄었다 하는데 성인과 중인이 하나같이 같다. 탐하고 나약하며 비루하고 박한 사람은 4모퉁이(四隅)가 누락 혹은 결함, 즉 사욕의 질곡으로 그 사람이 자포자기하게 되니 성인과 중인은 만 가지로 다르다.

太少陰陽之两偏長短, 即性情之變化, 其天而盈縮者也, 聖人與眾人一同也。 貪懦鄙薄之人, 四隅漏缺, 即私慾之桎梏, 其人而暴棄者也, 聖人與眾人萬殊也。

【註解】이 구절도 이제마 선생이 수정과 보완을 거쳐《보원》에 참고문과 같게 기록했다.

【參考】《保元-四端論》: "太少陰陽之臟局短長, 四不同中, 有一大同, 天理之變化也, 聖人與眾人一同也。鄙薄貪懦之心地清濁, 四不同中, 有萬不同, 人慾之闊狹也, 聖人與眾人, 萬殊也。"

폐는 사무를 알고 비는 교우를 알며 간은 당여를 알고 신은 거처를 알며 폐는 주책을 행하고 비는 모유(謀猷)를 행하며 간은 재간을 행하고 신은 편의를 행한다.

肺知事務, 脾知交遇, 肝知黨與, 腎知居處；肺行籌策, 脾行謀猷, 肝行材幹, 腎行便宜。

【註解】 이 구절도 이제마 선생이 수정하고 보완한 뒤에 《보원》에 기록해 넣었다.

【參考】《保元-性命論》"肺達事務, 脾合交遇, 肝立黨與, 腎定居處。" "颔有筹策, 臆有经纶, 脐有行检, 腹有度量。"

사무는 여럿이 같고 주책은 자기에게 달렸으며 교우는 여럿이 같으나 모유는 자기에게 달렸다. 당여는 여럿이 같으나 재간은 자기에게 달렸다. 거처는 여럿이 같으나 편의는 자기에게 달렸다. 여럿이 같은 것은 천(天)이고 자기에게 달린 것은 인(人)이다. 천(天)이란 천하가 이루어지는 바의 국면이고 인(人)이란 한 사람이 하는 바의 그릇이다.

事務衆同也, 籌策由己也；交遇衆同也, 謀猷由己也。 黨與衆同也, 材幹由己也；居處衆同也, 便宜由己也。 衆同者天也, 由己者人也。 天者天下所成之局也；人者一人所作之器也。

【註解】 사무, 교우, 당여, 거처는 모두 같으니 천(天)이고 주책, 모유, 재간, 편의는 각자 제 나름이니 인(人)이다. 그러므로 천(天)이란 천하가 이루어지는 바의 국면이고 인(人)이란 한 사람이 하는 바의 그릇(器)인 것이다.

천하가 이루어지는 바는 그 이치가 넓어서 모두 밝히기는 어려우나 그 이치가 선(善)하다는 것을 아는 것이 덕이고 성인 것이다. 한 사람이 하는 바는 그 욕심이 달라붙어 쉽게 유혹되므로 성실하게 그 욕심을 바르게 행하는 것이 도(道)이며 명(命)인 것이다.

天下所成者, 其理浩擴而難周明, 知其理之善者, 德也, 性也 ; 一人之所作者, 其慾膠着而易惑, 誠行其慾之正者, 道也, 命也。

태양인은 슬퍼하는 국면이 크고 노하는 그릇이 곧다. 슬픈 국면이 큰 것은 인(仁)이고 노한 그릇이 곧은 것이 의(義)이다. 이 국면인 사람은 다른 중인들이 성취하는 것을 슬퍼하며 이 그릇의 사람들은 다른 사람이 자기를 속이는 것을 노여워한다. 이 국면인 사람은 다른 중인들이 서로 돕는 것을 기뻐하며 이 그릇의 사람은 자기에게 거처가 있는 것을 즐거워한다.

太陽人哀局大而怒器直, 哀大者仁也, 怒直者義也。 是局者, 哀他衆人之有成也 ; 是器者, 怒夫别人之欺己也。 是局者, 喜他衆人之相助也 ; 是器者, 樂夫自己之有居也。

소양인은 노하는 국면이 크고 슬퍼하는 그릇이 곧다. 노하는 국면이 큰 것은 인(仁)이고 슬픈 그릇이 곧은 것은 의(義)이다. 이런 국면인 사람은 다른 중인들이 서로 속이는 것을 노여워하며 이런 그릇의 사람은 자기에게 성취가 있을 때 슬퍼한다.

少陽人怒局大而哀器直, 怒大者仁也, 哀直者義也。 是局者, 怒他眾人之相欺也；是器者, 哀夫自己之有成也。

태양인의 애성(哀性)은 넓게 흩어지고 노정이 촉급하다. 애성이 넓게 흩어지면 기가 폐에 주입되어 폐가 더욱 건장하게 되고 노정이 촉급하게 되면 기가 간에 부딪혀서 간이 더욱 깎이게 되므로 태양인이 폐가 실하고 간이 허하게 되는 것은 이 때문이다.

太陽人哀性闊散, 而怒情促急, 哀性闊散, 則氣注肺而肺益壯；怒情促急, 則氣激肝而肝益削。 太陽人肺實肝虛者, 此之故也。

【註解】이 구절에서 이제마 선생은 闊散을 遠散으로 수정하고 益壯을 益盛으로 수정하고 肺實肝虛를 肺大肝小로 수정하여 〈보감〉에 수록하였다.

【參考】《保元-四端論》: “太陽人哀性遠散, 而怒情促急, 哀性遠散, 則氣注肺而肺益盛, 怒情促急, 則氣激肝而肝益削, 太陽之臟局所以成形於肺大肝小也。”

소양인의 노성은 넓게 흩어지고 애정이 초급하다. 노성이 넓게 흩어지면 기가 비에 주입되어 비가 더욱 건장하게 되고 애정이 촉급하게 되면 기가 신에 부딪혀서 신이 더욱 깎이므로 소양인이 비가 실해지고 신이 허하게 되는 것은 이 때문이다.

少陽人怒性闊散, 而哀情促急。 怒性闊散, 則氣注脾而脾益壯；

哀情促急, 則氣激腎而腎益削。 少陽人脾實腎虛者, 此之故也。

【註解】 이 구절에서 활산(闊散)을 굉포(宏抱)로 수정하고 익장(益壯)을 익장(益盛)으로 수정한 뒤 《보원》에 기록해 넣었다. 비실신허(脾实腎虛)를 脾大腎小로 바꾸어 《보원》에 수록해 넣었다.

【參考】《保元-四端論》"少陽人怒性宏抱, 則氣注脾而脾益盛, 哀情促急, 則氣激腎, 而腎益削, 少陽之臟局, 所以成形於脾大腎小也。"

> 태음인의 희성은 넓게 흩어지고 낙정은 촉급하다. 희성이 넓게 흩어지면 기가 간에 주입되어 간이 더욱 건장하게 되고 낙정이 촉급하여 기가 폐에 부딪혀서 폐가 더욱 깎이게 된다. 태음인이 간이 실하게 되고 폐가 허하게 되는 것은 이 때문이다.

太陰人喜性闊散, 而樂情促急。 喜性闊散, 則氣注肝而肝益壯 ; 樂情促急, 則氣激肺而肺益削。 太陰人肝實肺虛者, 此之故也。

【註解】 이 구절에서 활산(闊散)을 광장(廣張)으로 수정하고 익장(益壯)을 익장(益盛)으로 수정한 뒤에 《보원》에 기록해 넣었다.

【參考】《保元-四端論》"太陰人喜性廣張而樂情促急, 喜性廣張, 則氣注肝而肝益盛, 樂情促急, 則氣激肺而肺益削, 太陰之臟局, 所以成形於肝大肺小也。"

> 소음인의 낙성은 넓게 흩어지고 희정이 촉급하다. 낙성이 넓게

흩어지면 기가 신에 주입되어 신이 더욱 건장하게 되고 희정이 촉급하면 기가 비에 부딪혀서 비가 더욱 깎이게 된다. 소음인이 신이 실하게 되고 비가 허하게 되는 것은 이 때문이다.

少陰人樂性闊散, 而喜情促急。樂性闊散, 則氣注腎而腎益壯 ; 喜情促急, 則氣激脾而脾益削。 少陰人腎實脾虛者, 此之故也。

【註解】 이 구절에서 활산(闊散)을 (深確)으로 수정하고 익장(益壯)을 익장(益盛)으로 수정한 뒤에 《보원》에 기록해 넣었다. 腎實脾虛를 腎大脾小로 바꾸어 수록했다.

【參考】《保元-四端论》"少陰人樂性, 深確而喜情促急, 樂性深確則氣注腎而腎益盛喜情促急則氣激脾而脾益削, 少陰之臟局, 所以成形於腎大脾小也。"

原人卷之一 第三統
원인권지1 제3통

◈·◈·◈

태양인의 성격은 항상 나아가려고 하지만 물러서려고 하지 않는다. 태음인의 성격은 항상 안정하려고 하지만 움직이려고 하지 않는다. 소양인의 성격은 항상 추켜들려고 하지만 내버려 두고자 하지 않는다. 소음인의 성격은 항상 머물러 있으려고 하지만 나가려고 하지 않는다.

太陽之性氣, 恒欲進而不欲退；太陰之性氣, 恒欲靜而不欲動；少陽之性氣, 恒欲舉而不欲措；少陰之性氣, 恒欲處而不欲出。

【註解】이 구절은《保元》의 원문과 같다.

【參考】《保元-擴充論》"太陽之性氣, 恒欲進而不欲退, 少陽之性氣, 恒欲舉而不欲措, 太陰之性氣, 恒欲靜而不欲動, 少陰之性氣 恒欲處而不欲出。"

이런 까닭에 태양인 학자는 그의 자연적인 성격으로 인하여 나아가는 데는 민감하지만 물러서는 데는 구애를 받지 않는다. 그러므로 문견이 나날이 넓어지고 지혜가 날마다 주밀하게 되니 현명한 사람이다.

태음인의 생각은 그 자연적인 성격으로 인해 조용히 안정하지 함부로 동하지 않는 까닭에 위의가 날로 삼가게 되고 행검이 이루어지니 지혜로운 사람이다.
소양인의 질문은 그 자연적인 성격으로 인해 추켜드는 것을 감내하며 내버려 두지 않는데, 태만하지 않은 까닭에 제도가 날로 상세해지고 경윤이 날로 충족해지니 능력이 있는 사람이다. 소음인의 변론(辯論)은 그 자연적인 성격으로 인해 머물러 있는 것을 중시하고 경솔하게 나아가지 않으므로 도량이 날로 밝아지고 공적도 날로 이룰 것이므로 훌륭한 사람이다.

是故太陽之學者, 因其自然之性氣而敏於進, 而不苟於退, 故聞見日博, 而智慧日密也, 賢者也。
太陰之思者, 因其自然之性氣, 而安於靜, 而不妄於動, 故威儀日愼, 而行檢日成也, 知者也。
少陽之問者, 因其自然之性氣, 而堪於擧, 而不怠於措, 故制度日審, 而經綸日足也, 能者也。
少陰之辯者, 因其自然之性氣, 而重於處, 而不輕於出, 故度量日明, 而功績日至也, 良者也。

태양인의 성격이 만일 나아가기도 하고 조용히 안정도 한다면 문견이 넓어질 뿐만 아니라 위의(威儀)도 삼가게 되어 폐기의 유여함을 억제할 수 있을 뿐만 아니라 간기가 부족한 것을 보충할 수 있다.
태음인의 성격이 만일 안정하기도 하고 나아가기도 한다면 행검을 이룰 수 있을 뿐만 아니라 지혜도 역시 주밀하게 되어 간기의 유여함을 억제할 수 있을 뿐만 아니라 폐기가 부족한 것도 역시 보충할 수 있다.
소양인의 성격이 만일 추켜들기도 하고 머무르기도 한다면 제도를 잘 살피게 될 뿐만 아니라 도량 역시 밝아져서 비기(脾氣)가 유여한 것을 억제할 수 있을 뿐만 아니라 신기(腎氣)가 부족한 것을 또한 보충할 수 있다.
소음인의 성격이 만일 머무르기도 하고 추켜들기도 한다면 공적을 이룰 수 있을 뿐만 아니라 경륜 역시 충족되어 신기가 유여한 것을 억제하고 비기가 부족한 것을 또한 보충할 수 있다.

太陽之性氣, 若進之而又靜之, 則非但聞見博也, 威儀亦愼也, 非但肺氣抑有餘也, 肝氣亦補不足也。
太陰之性氣, 若靜之而又進之, 則非但行檢成也, 知慧亦密也, 非但肝氣抑有餘也, 肺氣亦補不足也。
少陽之性氣, 若擧之而又處之, 則非但制度審也, 度量亦明也, 非但脾氣抑有餘也, 腎氣亦補不足也。
少陰之性氣, 若處之而又擧之, 則非但功績至也, 經綸亦足也, 非但腎氣抑有餘也, 脾氣亦補不足也。

태양인의 몸가짐은 교우에는 영리하나 당여에는 영리하지 못하다. 소양인의 몸가짐은 사무에는 영리하나 거처에는 영리하지 못하다. 소음인의 몸가짐은 당여에는 영리하나 교우에는 영리하지 못하다. 태음인의 몸가짐은 거처에는 영리하나 사무에는 영리하지 못하다. 이러므로 태양인의 욕심은 거처는 속이나 사무에는 인색하지 않고 소음인의 욕심은 사무에는 인색하나 거처는 속이지 않는다. 소양인의 욕심은 당여에는 게으르지만 교우에는 사치하지 않으며 태음인의 욕심은 교우에는 사치하나 당여에는 게으르지 않다.
주(註): 이런 영리한 면이 있는가 하면 간사한 면도 있는데 중인(衆人)들은 모두 이러하지만 오직 명을 아는 자만이 이렇지 않다.

太陽之安身, 黠於交遇, 而不黠於黨與；少陽之安身, 黠於事務, 而不黠於居處；少陰之安身, 黠於黨與, 而不黠於交遇；太陰之安身, 黠於居處, 而不黠於事務。
是故太陽之慾心, 詐於居處, 而不嗇於事務；少陰之慾心, 嗇於事務, 而不詐於居處；少陽之慾心, 懶於黨與, 而不侈於交遇；太陰之慾心, 侈於交遇, 而不懶於黨與。
註有是黠而有是慝, 衆人皆然, 惟知命者不然。

태양인의 마음은 하고자 하는 바를 얻지 못한 분한 마음을 항상 가슴에 두고 있으며 소음인의 마음은 하고자 하는 바를 얻으면 낙을 좋아하는 마음을 항상 가슴에 두고 있으며 소양인의 마음은 하고하 하던 바를 크게 얻지 못하면 근심, 걱정을 하는 마음을 항상 가슴에 두고 있으며 태음인의 마음은 하고자 하던 바를 크게 얻지 못하면 두렵고 무서운 마음을 항상 가슴에 두고 있다.

太陽之心, 每不得所欲, 而忿捷之心, 恒放於胸中也；少陰之心, 每欲得所欲, 而好樂之心, 恒放於胸中也；少陽之心, 大不得所欲, 而憂患之心, 恒放於胸中也；太陰之心, 大欲
得所欲, 而恐懼之心, 恒放於胸中也。

태양인이 만일 거처를 속이지 않았다면 분한 마음을 항상 가슴에 둘 바가 없을 것이고 소음인이 만일 사무에 인색하지 않았다면 낙을 좋아하는 마음을 항상 가슴에 둘 바가 없었을 것이며 소양인이 만일 당여에 게으르지 않았다면 근심, 걱정을 하는 마음을 항상 가슴에 둘 바가 없었을 것이고 태음인이 만일 교우에 사치하지 않았다면 두려운 마음을 항상 가슴에 둘 바가 없을 것이다.

太陽之人, 若不詐於居處, 則忿捷之心, 無所恒放於胸中也；少陰之人, 若不嗇於事務, 則好樂之心, 無所恒放於胸中也；少陽之人, 若不懶於黨與, 則憂患之心, 無所恒放於胸中也；太陰之人, 若不侈於交遇, 則恐懼之心, 無所恒放於胸中也。

태양인의 붙임성은 교우에는 능하지만 당여에는 능하지 못하고 소음인의 붙임성은 당여에는 능하지만 교우에는 능하지 못하며 소양인의 붙임성은 사무에는 능하지만 거처에는 능하지 못하고 태음인의 붙임성은 거처에는 능하지만 사무에는 능하지 못하다. 이런 까닭에 태양인의 마음가짐은 교우는 자랑하지만 당여에는 적응하지 못하고 소음인의 마음가짐은 당여는 얕보지만 교우는 자랑하지 못하며 소양인의 마음가짐은 사무에는 오만하지만 거처는 업신여기지 못하고 태음인의 마음가짐은 거처는 업신여기지만 사무에는 오만하지 못한다.

주(註): 어떤 능함이 있으면 미혹되는 수도 있는데 중인은 모두 그렇지만 오직 성을 다 갖춘 사람만 그렇지 않다.

太陽之接人, 能於交遇, 而不能於黨與；少陰之接人, 能於黨與, 而不能於交遇；少陽之接人, 能於事務, 而不能於居處；太陰之接人, 能於居處, 而不能於事務。

是故太陽之放心, 驕於交遇, 而不適於黨與；少陰之放心, 諂於黨與, 而不驕於交遇；少陽之放心, 傲於事務, 而不侮於居處；太陰之放心, 侮於居處, 而不傲於事務。

註: 有是能而有是惑, 衆人皆然, 惟盡性者不然。

【參考】《保元-擴充論》: "太陽之怒 能勇統於交遇 故交遇不侮也 太陽之喜 不能雅

立於黨與 故黨與侮也 是故太陽之暴怒 不在於交遇 而必在於黨與也

少陰之喜 能雅立於黨與 故黨與助也 少陰之怒 不能勇統於交遇 故交遇不助也 是故少陰之浪喜 不在於黨與 而必在於交遇也

少陽之哀 能敏達於事務故 事務不欺也 少陽之樂 不能恒定於居處 故居處欺也 是故少陽之暴哀 不在於事務 而必在於居處也

太陰之樂 能恒定於居處 故居處保也 太陰之哀 不能敏達於事務 故事務不保也 是 故太陰之浪樂 不在於居處 而必在於事務也。"

대체로 태음인의 마음은 물욕이 과하고 집에 있기를 좋아하고 즐거워하는 마음이 매우 중하고 소음인의 마음은 안일심이 과하며 당인에게 이로운 기뻐하는 마음이 매우 중하며 소양인의 마음은 사사로운 마음이 과하여 일을 크게 일으킬 슬픈 마음이 매우 중하고 태양인의 마음은 방종함이 과하여 남과 사귀어 해가 있을 노하는 마음이 매우 중하다.

蓋太陰之心, 物慾之過也, 好家居之樂心最重也；少陰之心, 安逸之過也, 黨人有利之喜心最重也；少陽之心, 自私之過也, 大興事之哀心最重也；太陽之心, 放縱之過也, 交人有害之怒心最重也。

태양인의 노한 마음이 만일 그 사람에게 해가 있을 때부터 시작하여 나타난다면 종당에는 갑자기 노함에 상하는 데 이르지 않을 것이고 또한 감히 경솔하게 남을 깔보지 못할 것이며 소음인의 기쁜 마음이 만일 그 사람이 불리할 때부터 시작하여 나타난다면 종당에는 기쁨에 갑자기 상하는 데 이르지 않을 것이고 또한 감히 경솔하게 남을 속이지 않을 것이며 소양인의 슬픈 마음이 만일 그 사업이 흥하기 어려울 때부터 시작하여 나타난다면 종당에는 슬픔에 갑자기 상하는 데 이르지 않을 것이며 또한 감히 경솔하게 남을 오만하게 굴지 않을 것이며 태음인의 즐기는 마음이 만일 그 거처가 나쁠 때부터 시작하여 나타난다면 종당에는 즐거움에 갑자기 상하지 않을 것이며 또한 감히 경솔하게 남을 업신여기지 않을 것이다.

太陽之怒心, 若始有見於其人之有害, 則終不至暴傷於怒, 而亦不敢輕易而驕人也；少陰之喜心, 若始有見於其人之不利, 則終不至暴傷於喜, 而亦不敢輕易而譎人也；少陽之哀心, 若始有見於其事之難興, 則終不至暴傷於哀, 而亦不敢輕易而傲人也；太陰之樂心, 若始有見於其居之不好, 則終不至暴傷於樂, 而亦不敢輕易而侮人也。

건(健), 강(剛), 유(柔), 순(順)은 성리의 4가지 편행이며 희(喜), 노(怒), 애(哀), 락(樂)은 정욕(情慾)의 4가지 편행이다. 성리(性理)의 편행을 알려면 중(中)도를 살펴야 얻을 수 있고 정욕(情慾)의 편행을 알려면 절(節)도를 살펴야 얻을 수 있다.
성리가 치우친 것을 구원하려면 부귀현달하면 비록 구할 수 있겠으나 급급(汲汲)하게 서두르지 말 것이며 빈천곤궁(貧賤困窮)하면 비록 위배(違背)되지만 근심, 걱정하지 말아야 한다.
정욕이 치우친 것을 구하려면 재권주색(財權酒色)을 비록 절도를 지키기 어려우나 절도를 지키지 않으면 안 되고 언어, 모략, 행동거지는 바르게 하기 어려우나 바르게 하지 않으면 안 된다.

健剛柔順, 性理之四偏也, 喜怒哀樂, 情慾之四偏也。性理之偏行知矣, 而察中焉則求也；情慾之偏行知矣, 而察節焉則得也。
欲求性理之偏者, 富貴顯達, 雖則求之, 而不可以汲汲也；貧賤困窮, 雖則違之, 而不可以慽慽也。
欲求情慾之偏者, 財權酒色, 雖其難節, 而不可以不節也；語謀行止, 雖其難正, 而不可以不正也。

성인이 희, 노, 애, 락에 갑자기 상하지 않는 것은 행실이 성실하고 남을 밝게 알기 때문이다. 현명한 사람이 희, 노, 애, 락에 오히려 갑자기 상하는 것은 행실에 실수가 있고 남을 아는 것이 밝지 못하기 때문이다. 불초한 사람이 희, 노, 애, 락에 매양 갑자기 상하는 것은 사람을 아는 것이 전혀 어두운 것은 아니나 행실이 성실하지 못하기 때문이다.
도를 닦는 사람도 희, 노, 애, 락에 갑자기 상하지 않는 것은 몸을 아끼어 욕심을 단절하고 사람들을 피하여 은둔해 살기 때문일 것이다.

聖人之喜怒哀樂, 不暴傷者, 行已誠, 而知人明知之故也。
賢人之喜怒哀樂, 猶暴傷者, 行己未免有失, 而知人不明之故也。
不肖人之喜怒哀樂, 每暴傷者, 知人未嘗全昧, 而行己不誠之故也。
修練人之喜怒哀樂, 亦不暴傷者, 愛身絕慾, 畏人遠遁之故也。

자주 노했다 참았다 하면 양 옆구리가 갑자기 성하였다가 쇠하여졌다 하게 되는데 이렇게 되면 간혈이 상하게 되며 잠깐 기뻐했다 금방 기쁨을 거두면 가슴이 갑자기 넓어졌다 좁아졌다 하게 되는데 이렇게 되면 비기가 상하게 된다. 갑자기 슬픔이 동하였다 갑자기 슬픔을 멈추면 등골뼈가 갑자기 펴졌다 굽혔다 하게 되는데 이렇게 되면 신정(腎精)이 상하게 된다. 자주 즐거워했다 즐거움을 잃으면 어깨와 팔이 갑자기 늘어났다 억눌리게 되는데 이렇게 되면 폐신(肺神)이 상하게 된다.

頻起怒而頻伏怒, 則兩脅暴盛而暴衰也, 兩脅暴盛而暴衰, 則肝血傷也。 乍發喜而乍受喜, 則胸堂暴闊而暴窄也。 胸堂暴闊而暴窄, 則脾氣傷也。 忽動哀而忽止哀, 則膂脊暴伸而暴屈服也。 膂脊暴伸而暴屈, 則腎精傷也。 屢得樂而屢失樂, 則肩臂暴揚而暴抑也。 肩臂暴揚而暴抑, 則肺神傷也。

【註解】 이 구절을 《보원》에서는 兩脅暴盛而暴衰를 腰脇頻迫而頻蕩으로

수정한 외에 대폭적인 수정을 거쳐 아래 參考문과 같게《동의수세보원》에 기록하였다.

【參考】《保元-四端论》"頻起怒而頻伏怒 則腰脇頻迫而頻蕩也 腰脇者 肝之所住著處也 腰脇迫蕩不定 則肝其不傷乎 乍發喜而乍收喜 則胸腋乍闊而乍狹也 胸腋者 脾之所住著處也 胸腋闊狹不定 則脾其不傷乎 忽動哀而忽止哀 則脊曲忽屈而忽伸也 脊曲者 腎之所住著處也 脊曲屈伸不定 則腎其不傷乎 屢得樂而屢失樂 則背顀暴揚而暴抑也 背顀者 肺之所住著處也 背顀抑揚不定 則肺其不傷乎?"

기뻐함이 극도에 이르면 기쁨이 끝없이 길어져서 안일과 낙이 끝없어 비령(脾靈)이 혼란하게 되며 노함이 극도에 이르면 노함이 그 분함을 이기지 못하여 비애(悲哀)가 속에서 동하여 간혼(肝魂)이 혼란하게 되고 슬픔이 극도에 이르면 슬픔이 고갈되어 두려움이 되니 신지(腎志)가 혼란하게 되며 즐거움이 극도에 이르면 낙(樂)이 필시 사치심을 보충해 주어 기뻐하고 즐김에 절도가 없어져 폐의(肺意)를 혼란시킨다. 이러므로 폐장을 잘 보양하자면 탐욕을 경계하고 회포를 너그럽게 가져야 정신이 맑아지고 뜻이 활달하게 되고 비장을 잘 보양하자면 기쁨을 좋아하는 것을 경계하고 그 모략을 곧게 하면 기력이 세지고 기백이 높게 되며 간장을 잘 보양하자면 진노(嗔怒)를 경계하고 그 행실을 편안히 하면 혈이 조화로워 영혼이 왕성하게 되고 신장을 잘 보양하려면 용감성을 경계하고 그곳에 안주하면 정기가 충족하게 되어 의지가 충만하게 될 것이다.

喜極者, 喜之長往不返, 而逸樂無已, 則脾靈亂也。
怒極者, 怒之不勝其忿, 而悲哀動中, 則肝魂亂也。
哀極者, 哀之極竭瘋思, 而恐懼守失, 則腎志亂也。
樂極者, 樂之必充侈心, 而喜嗜無節, 則肺意亂也。
是故善養肺者, 戒貪慾而寬其懷, 則神淸而意豁也。
善養脾者, 戒喜好而直其謀, 則氣雄而魄聳也。
善養肝者, 戒嗔怒而閑其行, 則血和而魂旺也。
善養腎者, 戒勇敢而安其所, 則精足而志充也。

태양인이 노하기 이전에 폭노를 미리 대비한다면 노함이 쉽게 가라앉을 것이며 소음인이 기뻐하기 이전에 미리 폭희를 대비한다면 기쁨이 쉽게 가라앉을 것이고 태음인이 즐거워하기 이전에 미리 폭락을 대비한다면 즐거움이 쉽게 가라앉을 것이며 소양인이 슬퍼하기 이전에 미리 폭애를 대비한다면 슬픔이 쉽게 가라앉을 것이다.

太陽人未怒前, 預備暴怒, 則怒易安也 ; 少陰人未喜前, 預備暴喜, 則喜易安也 ; 太陰人未樂前, 預備暴樂, 則樂易安也 ; 少陽人未哀前, 預備暴哀, 則哀易安也。

【註解】 이 구절은 이제마 선생이 아래의 參考문과 같게 수정하여 《보원》에 기록했다.

【參考】《保元-四端論》“太陽人有暴怒深哀, 不可不戒 ; 少陽人有暴哀深怒, 不可不戒; 太陰人有浪樂深喜, 不可不戒; 少陰人有浪喜深樂 不可不戒。”

대체로 노하기 이전에 미리 폭노에 치우치는 것을 대비한다면 이미 노했을 때 앉아서 과하게 노할 필요가 없다는 이치를 생각하는 이 방법이 가장 좋은데 희, 애, 락도 모두 이렇게 하면 된다. 태양인과 소양인은 과도한 슬픔과 노함을 심히 경계하고 다만 희와 락이 미치지 못하는 것은 약간 이끌어야지 기쁨과 즐거운 일을 크게 하여 억지로 뽑지 말아야 한다. 만일 억지로 기쁨과 즐거움을 뽑아낸다면 희와 락이 진정에서 나오지 않아서 욕심이 동하면서 슬픔과 노함에 더욱 치우칠 것이다.
태음인과 소음인은 과도한 기쁨과 즐거움을 심히 경계하고 다만 애와 노가 미치지 못하는 것은 약간 이끌어야지 슬픔과 노한 일을 크게 하여 억지로 뽑지 말아야 한다. 만일 억지로 슬픔과 노함을 뽑아낸다면 애와 로가 진정에서 나오지 않아서 욕심이 동하면서 기쁨과 즐거움에 더욱 치우칠 것이다.
대체로 경계하여 약간 이끌면 과도한 것이 물러서 중(中)에 적합할 것이고 미치지 못하던 것도 역시 모름지기 중(中)으로 나아갈 것이다. 만일 억지로 뽑아 크게 한다면 공연히 무익할 뿐만 아니라 도리어 해롭다. 이러므로 공경하여야 하고 성실하여야만 한다. 희노애락이 발동하기 전에 미리 대비하는 것이 공경의 도(道)가 아니겠는가? 희노애락이 이미 발동하여 억지로 뽑지 않는 것이 성실한 덕(德)이 아니겠는가? 발동하기 이전에 미리 대비하는 것이 중이 아니라고 말할 수 있겠는가! 이미 발동하여 억지로 뽑지 않는 것이 절도(節)가 아니라고 말할 수 있겠는가! 사람이 요순(堯舜)이 아닌 이상 어찌 능히 인, 의, 예, 지가 일마다

다 선(善)하겠는가? 사람이 공자나 맹자가 아닌 이상 어찌 능히 희노애락이 개개 절절이 반드시 중(中)이 되겠는가? 비록 선하지 아니하더라도 너무 선하지 아니하면 이미 선에 가까워진 것이다. 비록 절도는 아니더라도 너무 절도스럽지 아니하면 이미 선에 가까워진 것이다. 비록 절도스럽지 아니하여도 너무 절도스럽지 아니하면 이미 절도에 가까워진 것이다. 이렇게 하여 간다면 자연히 흉한 것을 피하고 길한 데로 나아갈 것이며 위험을 면하여 편안하게 될 것이고 5장이 완실하게 되어 복과 장수를 이룰 것이다. 선한 생각은 옳은 것이요, 공경스러운 행실은 옳은 것이다. 선한 생각은 의심하지 아니하며 공경스러운 행실은 위태롭지 아니하다. 선한 생각은 의원이며 공경하는 행실은 약이고 선한 생각은 활혈(活血)이며 공경하는 행실은 순기(順氣)라면 옳을 것이다. 소년 시기에 생을 아끼지 않으면 중년에는 이미 미치지 못한다. 학문을 하는 사람은 도덕을 사랑하고 양생하는 사람은 신명(身命)을 아낀다. 《시경(詩經)》에 운하되 "전전긍긍하여 깊은 못에 임하여 엷은 어름을 밟은 듯하라."라고 하였는데 이것이 공연히 무서워하는 모자란 짓이 아니라 바로 착하게 생각하고 공경하게 행실함을 이르는 말이다.

蓋未怒前, 預備暴怒之偏, 已怒時, 坐思不必過怒之理, 此術最好, 喜哀樂倣此皆得矣。

太陽人, 少陽人深警哀怒之過度, 而只可少引喜樂之不及, 而不必大做喜樂之事, 而強握之也, 若強握喜樂, 則喜樂不出於真情, 而慾心動而哀怒益偏也。

太陰人, 少陰人深警喜樂之過度, 而只可少引哀怒之不及, 而不必大做哀怒之事, 而強握之也。若強握哀怒, 則哀怒不出於真情, 而慾心動而喜樂益偏也。

盖警之而少引, 則過之者, 退適於中, 而不及者, 亦暗進乎中矣。

若強握之而大做, 則非徒無益而又害之, 是故恭敬也已, 誠信也已矣。

喜怒哀樂之未發而預備者, 非恭敬之道乎! 喜怒哀樂之既發而不強握者, 非誠實之德乎? 未發而預備者, 非中之謂乎! 既發而不強握者, 非節之謂乎!

人非堯舜, 何能仁義禮智, 事事盡善? 人非孔孟, 何能喜怒哀樂, 皆皆節節必中? 雖不善也, 不太不善, 則已近於善矣。 雖不節也不太不善, 則已近於善矣。 雖不節也, 不太不節, 則已近於節矣。 如此做去, 則自然避凶趍吉, 免危而祗安, 五臟完而福壽至矣。

善思可也, 敬行可也, 善思不疑, 敬行不殆。 善思醫也, 敬行藥也, 善思活血, 敬行順氣則可也。

少年不惜生, 中年已未及, 學問者, 愛道德 ; 養生者, 惜身命。

詩云: “戰戰兢兢, 如臨深淵, 如履薄冰” 非徒然畏葸窘促之義也, 即善思敬行之謂也。

原人巻之一 第四統

원인권지1 제4통

"지(止)" 신은 의를 안정시키고 기는 백을 안정시키며 혈은 혼을 안정시키고 정(精)은 지(志)를 안정시킨다.
"동(動)" 머리(首)는 능히 펴고 팔(肱)은 능히 거두며 배(腹)는 능히 놓고 다리(股)는 능히 굽힌다.
"각(覺)" 폐(肺)는 학문을 편안하게 하고 비(脾)는 물음을 편안히 하며 간(肝)은 생각을 편안하게 하고 신(腎)은 변별을 편안히 한다.
"결(決)" 귀는 능히 듣고 눈은 능히 보며 혀는 능히 말을 하며 턱은 능히 얼굴을 나타낸다.

"止" 神安意, 氣安魄, 血安魂, 精安志。
"動" 首能伸, 肱能收, 腹能放, 股能屈。
"覺" 肺安學, 脾安問, 肝安思, 腎安辨。
"決" 耳能聽, 目能視, 舌能言, 頤能貌。

정신과 기혈의 기능은 두루 다 통한다. 두루 다 통하므로 만물을 싣는다.
머리, 배, 팔, 다리의 기능은 든든하고 부지런하다. 든든하고 부지런하므로 만물을 행하게 한다.

폐, 비, 간, 신의 기능은 참고 용납한다. 참고 용납하므로 만물을 안다.
귀, 눈, 입, 코의 기능은 민첩하다. 민첩하면 만물을 꿰뚫어 본다.
심장과 흉격의 기능은 중초에 있어서 사방으로 통하니 하는 것이 없는 것 같지만 하지 않는 것이 없다.
그러므로 마치 북극성이 그 자리에 있지만 뭇별이 향하는 것과 같다.

精神氣血之能, 周而暢也, 周而暢, 故載萬物也。
首腹肱股之能, 堅而勤也, 堅而勤故行萬物也。
肺脾肝腎之能, 忍而容也, 忍而容, 故知萬物也。
耳目口鼻之能, 敏而捷也, 敏而捷, 故覆萬物也。
心與胸膈之能, 居中通四旁, 而無為而無不為也。
故譬如北辰, 居其所而衆星拱之。

하늘이 만물을 냄에 사물도 있고 법칙도 있게 하였으니 사람의 형체는 사물이고 인성은 법칙이다. 그리하여 인형이 있고 그 인성도 있으니 사물도 있고 법칙도 있으니 하나이면서 둘이 아닌 것을 태극이라고 한다.
성에는 성의 쓰임이 있는데 성용은 지(知)이며 형체에는 형체의 쓰임이 있는데 형용은 행(行)이다.
지(知)와 행(行), 생(生)과 성(成)은 쉽고 간단하게 서로 어울리게 되는 것을 양의(兩儀)라고 한다.
지(知)에는 펴고 수축함이 있으니 펴서 결단하고 수축하여 깨달으며 행(行)에는 진퇴(進退)가 있으니 나아가며 동하고 물러서며 멈춘다.
결단하고 깨닫고 동하고 멈추고 폈다가 줄이고 나아가고 물러서는 이 동정(動靜)의 변화를 사상(四象)이라 한다. 지(止)에도 四象이 있으니 지담려의(志膽慮意)요, 동(動)에도 四象이 있으니 굴방수신(屈放收伸)이요, 각(覺)에도 四象이 있으니 변사문학(辨思問學)이요, 결(決)에도 四象이 있으니 모언시청(貌言視聽)이다.
지담려의(志膽慮意)는 이용모지(利勇謀知)이요, 이용모지는 사물의 쓰임이다. 굴방수신(屈放收伸)은 근능혜성(勤能慧誠)이요, 몸의 쓰임이다. 변사문학(辨思問學)은 명신심박(明愼審博)이요, 마음의 쓰임이다. 모언시청(貌言視聽)은 숙예철모(肅乂哲謀)이요, 숙예철모는 일의 쓰임이다.
이용모지(利勇謀知)하면 만물이 몸을 따르고 군자(君子)가 멈추면 만물이 변화한다. 근능혜성하면 몸이 만물을 통솔하니 군자가 동하면 만물이 동한다. 명신심박(明愼審博)은 만물이 마음에 닿는 것이니 군자가 깨달으면 만물이 고요해진다. 숙예철모(肅乂哲謀)는 마음으로 만물을 밝게 하니 군자의 결단에 만물이 변한다.
이용모지(利勇謀知)는 태공의 병법이니 한마음으로 천하를 위한데 두고 있으며 명신심박은 공자의 가르침이니 마음으로 중인과 교우하는 바이다. 근능혜성(勤能慧誠)은 한 가지를 가지고 세 가지를 깨닫는 것이니 한 몸이 어려서부터 늙음에 이르도록 하는 바이다. 숙예철모(肅乂哲謀)는 제갈공명의 지략이니 한 몸이 힘써 나라를 도모하는 바이다.

天生萬物, 有物有則, 人形物也, 人性則也, 而有人形, 有其人性, 有物有則, 一而不二者, 謂之太極。

性有性用, 性用知也；形有形用, 形用行也。

一知一行, 一生一成, 易簡相得者, 謂之兩儀。

知有舒卷, 舒而決, 卷而覺也；行有進退, 進而動, 退而止也。

一決一覺, 一動一止, 一舒一卷, 一進一退, 變靜動化者, 謂之四象。

止有四象, 志膽慮意也；動有四象, 屈放收伸也；覺有四象, 辨思問學也；決有四象, 貌言視聽也。

志膽慮意, 利勇謀知也, 利勇謀知, 物之用也。屈放收伸, 勤能慧誠也, 勤能慧誠, 身之用也。辨思問學, 明慎審博也, 明慎審博, 心之用也。貌言視聽, 肅乂哲謀也, 肅乂哲謀, 事之用也。

利勇謀知, 物隨身也, 君子於止, 萬物化也；勤能慧誠, 身帥物也, 君子於動, 萬物動也；明慎審博, 物觸心也, 君子於覺, 萬物靜也；肅乂哲謀, 心明物也, 君子於決, 萬物變也。

利勇謀知, 太公之兵法也, 一心處在天下之所為也；明慎審博, 夫子之教詔也, 一心交遇衆人之所為也；勤能慧誠, 擧一隅而三隅反也, 一身自幼至老之所為也；肅乂哲謀, 孔明之智略也, 一身務圖國家之所為也。

희노애락이 발동되지 아니하여 무리함이 없는 것을 중(中)이라고 하고 이미 발동되었지만 절도에 맞으면 화(和)라고 하며 망령함이 없는 사람이 성실하고 절도에 맞게 행동한다면 밝은 것을 아는 것이다. 천하를 근심하고 사랑하며 지성(至誠)을 놓지 않는다면 비록 어려도 필시 밝은 것이요, 자기 몸을 근심하고 사랑하지만 지극히 공경함을 버리지 않는다면 비록 유약하지만 반드시 굳세다.

지성을 놓지 않으면 성(誠)으로 말미암아 밝아진다. 성(誠)으로 말미암아 밝아지면 지(知)가 밝아진다. 지(知)와 명(明)을 버리지 않으면 명으로 말미암아 성실하게 되는 것이니 명으로 말미암아 성실하게 된다면 행실이 성실할 것이다. 아는 것이 밝고 행실이 성실하면 천명을 공경하여 하늘을 원망할 바가 없을 것이며 희노애락이 자연히 폭발함이 없을 것이고 발동하지 않아 중(中)이 될 것이다. 행실이 성실하고 아는 것이 밝으면 인성을 통달하여 남을 탓할 바가 없을 것이며 희노애락도 자연히 폭발되지 않아 모두 절도에 맞게 될 것이다.

喜怒哀樂之未发無妄曰中, 既發中節曰和, 無妄者, 行誠, 中節者, 知明也。 憂愛天下, 而至誠不措, 則雖愚必明, 憂愛一身, 而不放至敬, 則雖柔必剛。

志膽慮意, 愛天下而至誠；學問思辨, 憂天下而不措；貌言視聽, 憂一身而不放；屈放伸收, 愛一身而至敬。

至誠不措者, 自誠明也, 自誠明者, 知明也。 不放知明者, 自明誠也, 自明誠者, 行誠也。 知明行誠, 恭敬天命, 而無所怨天, 則喜怒哀樂, 自無暴發而未發中也。 行誠知明, 通達人性, 而無所尤人, 則喜怒哀樂, 自不暴發而皆中節也。

原人卷之一 第五統
원인권지1 제5통

1세부터 16세까지를 유년(幼年)이라고 하고 17세부터 32세까지를 소년(少年)이라고 하며 33세부터 48세까지를 장년(壯年)이라고 하고 49세부터 64세까지를 노년(老年)이라고 한다. 모든 사람이 유년 시기에는 보고 듣기를 좋아하며 부모를 사랑하고 어른을 공경할 줄을 알게 되니 마치 봄날의 새싹과 같고 소년 시기는 용맹함을 좋아하고 날래고 민첩하니 마치 여름에 자라는 묘목 같고 장년 시기는 교제를 좋아하고 몸을 수련하고 꾸미는데 능하니 마치 가을에 거두어들이는 열매와 같다. 노년 시기에는 계책을 좋아하고 비밀을 잘 지키니 마치 겨울에 감추어진 뿌리와 같다.

유년 시기에 현명하고 유능한 사람을 사모하고 글공부에 총명하다면 지극히 영리한 아이요, 현명하고 유능한 사람을 꺼리며 글공부를 싫어한다면 불초한 아이이다. 소년 시기에 참으로 겸손하고 웅장한 뜻이 있다면 호걸 남아(男兒)요, 노인을 업신여기고 자랑을 일삼고 세속적 풍습을 따라가는 자는 노둔(駑鈍)한 남아요, 장년 시기에 선한 벗을 선택하여 공훈을 수립하는 사람이라면 군자의 부류이고 음흉한 벗과 결탁하여 권세를 도모한다면 소인의 부류이다. 노년 시기에 단정한 선비들을 사랑하며 지방을 위하여 계책을 내는 자는 대인(大人)의 마음이나 세력자를 유인하여 사가(私家)를 위하여 꾀하는 자는 늙은 노비의 마음이다. 유년 시기에 현명하고 유능한 사람을 공경하지만 글공부를 싫어하거나 소년 시기에 겸손하지만 세속적 풍습을 따라가거나 장년 시기에 선한 벗을 취하여 권세를 좋아하거나 노년 시기에 단정한 선비와 친하여 나라를 도모하려고 꾀하는 자는 당우, 하우, 성탕, 이윤, 태갑, 태무, 조갑, 반경, 무정, 문완, 무왕, 주공, 성왕, 강왕, 선왕의 세상에 있었다면 모두 현덕(賢德)한 자가 되었을 것이고 중등의 세상에 있었다면 풍속이나 유지하는 자였을 것이고 쇠망하여 어지러워진 세상에 있었다면 모두 소인배가 되었을 것이다. 맹자는 "스스로 포기하는 자와는 더불어 할 수 없다."라고 말씀하셨는데 이것을 이르는 말이다.
유년 시기에 현명하고 유능한 사람을 꺼리거나 소년 시기에 노인을 업신여기고 자랑을 일삼거나 장년 시기에 음흉한 벗과 결탁하여 공명(功名)을 원하거나 노년 시기에 세력자를 유인하여 지방을 독점하려 꾀하는 자들이 요순(唐虞), 하우, 성탕, 이윤, 태갑, 태무, 조갑, 반경, 무정, 문왕, 무왕, 주공, 성왕, 강왕, 선왕의 세상에 있었다면 모두 지능자(知能者)자였을 것이고 중등의 세상에 있었다면 앙심을 품은 자였을 것이며 쇠망하여 어지러워진 세상에 있었다면 모두 이리나 늑대 같은 자들이었을 것이다. 맹자는 "자기 자신을 포기하는 사람과는 더불어 할 수 없을 것이다."라고 말씀하셨는데 이것을 이르는 말이다.

初一齡(歲)至十六齡(歲)曰幼, 十七齡(歲)至三十二齡(歲)曰少, 三十三齡(歲)至四十八齡(歲)曰壯, 四十九齡(歲)至六十四齡(歲)曰老。

凡人幼年, 好聞見而能愛敬, 如春生之芽；少年好勇猛而能騰捷, 如夏長之苗；壯年好結交而能修飾, 如秋斂之實；老年好計策而能秘密, 如冬藏之根。

幼年慕賢能, 黠文字者, 極肖兒也, 憚賢能, 嫉文字者, 不肖兒也。 少年真謙遜, 而有壯志者, 豪俊男兒也, 輕老成矜, 趍俗習者, 駑駘男兒也, 壯年擇善友, 樹功勳者, 君子類也, 結淫朋, 圖位勢者, 小人類也。 老年愛端士, 為地方計者, 大人心也；誘勢客, 為私家計者, 老奴心也。

幼年敬賢能, 嫉文字, 少年有謙遜, 趍俗習, 壯年取善友, 艷位勢, 老年親端士, 圖國家計者, 在唐虞, 夏禹, 成湯, 伊尹, 太甲, 太戊, 祖甲, 盘庚, 武丁, 文武, 周公, 成, 康, 宣王之世, 則皆為賢德者也, 在中等之世, 則維持風俗者也, 在衰亂之世, 则皆為斗筲者也。 孟子曰: “自棄者, 不可與有為也。” 此之謂也。

幼年憚賢能, 黠文字, 少年輕老成矜在志, 壯年結淫朋欲功名, 老年誘勢客, 擅地方計者, 在唐虞, 夏禹, 成湯, 伊尹, 太甲, 太戊, 祖甲, 盘庚, 武丁, 文武, 周公, 成, 康, 宣王之世, 則皆為知能者也, 在中等之世, 則包藏禍心者也, 在衰亂之世, 則皆為豺狼之者也。 孟子曰: “自暴者, 不可與有言也。” 此之謂也。

【註解】 자기(自棄)란 심리적으로 인의(仁義)가 아니라고 생각하고 자기 자신을 포기하는 것을 말하며 자포(自暴)란 자기가 예의(禮義)를 준수하지 아니하였다고 말하면서 자기 자신을 해치는 것을 말한다. 맹자가 말한 핵심사상은 스스로 자신을 해치는 사람과는 가치가 있는 말을 나눌 수 없으며 자기 자신을 포기하는 사람과는 가치가 있는 사업을 할 수가 없다는 것을 말한 것이다. 이 구절을 이제마 선생은 아래의 참고문과 같이 수정하여

《보원》에 기록해 넣었다.

【參考】《保元-廣濟說》"初一歲 至十六歲 日幼 十七歲 至三十二歲 日少 三十三歲 至四十八歲 日壯 四十九歲 至六十歲 日老凡人 幼年好聞見 而能愛敬 如春生之芽 少年好勇猛 而能騰捷 如夏長之苗 壯年好交結 而能修飭 如秋斂之實 老年好計策 而能密祕如冬藏之根 幼年好文字者 幼年之豪傑也 少年敬長老者 少年豪傑也 壯年能汎愛者 壯年之豪傑也 老年保可人者 老年之豪傑也 有好才能 而又十分快足於好心術者 真豪傑也 有好才能 而終不十分快足於好心術者才能而己幼年七八歲前 聞見未及 而喜怒哀樂膠著 則成病也 慈母宜保護之也 少年二十四 五歲前 勇猛未及 而喜怒哀樂膠著 則成病也 智父能兄宜保護之也 壯年三十八 九歲前 則賢弟良朋可以助之也 老年五十六 七歲前 則孝子孝孫可以扶之也。"

폐는 봄에 왕성하고 비는 여름에 왕성하며 간은 가을에 왕성하고 신은 겨울에 왕성하다.
봄의 기운은 생하고 여름의 기운은 성장시키며 가을의 기운은 거두어들이고 겨울의 기운은 저장한다.
폐의 상징은 목이고 비의 상징은 화이며 간의 상징은 금이고 신의 상징은 수이다.
목기는 발생하고 화기는 막히며 금기는 깔깔하고 수기는 샌다.
폐로 날숨을 쉬고 비로 묶고 간으로 완만하게 하며 신으로 흡입한다.
날숨은 멀리 가고 묶음은 커야 하며 완만함은 넓어야 하고 흡입함은 깊어야 한다.
폐는 슬픔에 능하고 비는 노함에 능하며 간은 기쁨에 능하고 신은 즐김에 능하다.
슬픔은 곧고 노함은 떨며 기쁨은 편안하고 즐김은 온화하다.
폐는 신(神)을 채우고 비는 기(氣)를 채우며 간은 혈(血)을 채우고 신은 정(精)을 채운다.
신(神)은 엉키면 흩어지고 기(氣)는 완실하면 모이며 혈(血)은 고르면 운행하고 정(精)은 축적되면 멈춘다.
폐는 의(意)를 간직하고 비는 백(魄)을 간직하며 간은 혼(魂)을 간직하고 신은 정(精)을 간직한다.
의(意)는 펼침에 기묘하고 백(魄)은 움직임에 활달하며 혼(魂)은 정(精)을 안정시키고 지(志)는 굴욕을 참는다.

肺旺春, 脾旺夏, 肝旺秋, 腎旺冬。
春氣生, 夏氣長, 秋氣收, 冬氣藏。
肺象木, 脾象火, 肝象金, 腎象水。
木氣發, 火氣鬱, 金氣澀, 水氣泄。
肺以呼, 脾以束, 肝以緩, 腎以吸。
呼則遠, 束則大, 緩則廣, 吸則深。
肺能哀, 脾能怒, 肝能喜, 腎能樂。
哀則直, 怒則栗, 喜則寬, 樂則温。
肺充神, 脾充氣, 肝充血, 腎充精。
神凝散, 氣完聚, 血和行, 精畜止。
肺藏意, 脾藏魄, 肝藏魂, 腎藏志。
意妙伸, 魄活動, 魂安精, 志忍屈。

비와 신장의 체형은 바탕은 있으나 잎이 없으니 체내를 수양하는 자루를 장악한 자이니 마땅히 그 완전한 껍데기를 온전히 해야 하고 간과 폐장의 체형은 잎은 있으나 바탕이 없으니 체외를 방어하는 세력을 가진 자이니 마땅히 그 사처로 흩어지는 의상(儀像)으로 나누고 폐와 신장의 운전은 한편으론 당기고 한편으론 수축하는 것이니 호흡의 귀함을 맡은 자이니 마땅히 그 시종연관(連貫)이 되어야 하며 비와 간장의 운전은 한편으로 거두고 한편으로 놓는 것이니 부르고 화답(唱和)하는 것을 조절하는 기틀이니 마땅히 그 긴장(緊張)과 헐(歇)한 범위를 이어야 한다.

脾腎之體形, 有質而無葉, 掌內修之柄者, 宜乎全其專一之殼子也；肝肺之體形, 有葉而無質, 持外御之勢者, 是宜乎派其四散之儀像也。
肺腎之運轉, 一引而一縮, 任呼吸之貴者, 宜乎經其終始之貫串也；脾肝之運轉, 一收一放, 操唱和之機者, 宜乎緯其緊歇之範圍也。

수곡(水穀)이 위장(胃腸)에 들어가서 따뜻한 것과 냉한 것이 아래위로 교체되고 기액(氣液)이 삼초(三焦)를 통하여 허(虛)와 실(實)이 균일하게 표(表)와 이(裏)에 적합하게 된다. 비장은 받아들이고 신장은 내보내니 비와 신장은 수곡을 출납하는 창고이다. 간은 흡입하고 폐는 호출(呼出)하니 간과 폐장은 기를 호흡하는 문호(門戶)이다. 슬픈 기운은 곧추 올라가지만 노한 기운은 가로로 올라가니 슬픔과 노한 기운은 그 바탕이 양(陽)이어서 날쳐서 위로 올라가고 기뻐하는 기운은 퍼져서 내려가지만 즐거워하는 기운은 처지며 내려간다. 기뻐하고 즐거워하는 기운은 그 바탕이

음(陰)이어서 완만하게 아래로 떨어진다. 의리적인 욕심은 처음에는 비록 곤란하지만 종당에는 상쾌한데 이것은 한편으로 굽혔지만 또 한편으로 펴게 된다. 이기적인 욕심은 처음부터 골몰하게 되고 나중에도 역시 낭패(狼狽)가 될 것이니 다시 실패할 뿐만 아니라 또다시 상하게 될 것이다. 현명한 사람이 힘써 배워 이치를 살피고자 하여 물욕보다 몸을 앞세워야 손해를 누르고 이익을 높일 것이며 만물의 이치를 통하여 사무를 이루고 칠십, 팔십, 구십까지 장수하였다면 백 가지 복에 장수를 겸한 것이나 노자가 주장한 한가함(閑)과 편안(靖)함은 자기 몸을 해칠까 두렵고 무서워 궁벽(窮僻)한 곳에 물러나 거처하며 손실을 경계하고 차는(盈) 것을 보전하며 세상과 동떨어져 홀로 백 세까지 장수하였다면 하나의 복으로 장수하였을 뿐이다.

水穀入於腸胃, 温冷交濟於上下, 氣液通於三焦, 虛實均適於表裏。脾以納, 腎以出, 脾腎者, 出納水穀之府庫也。 肝以吸, 肺以呼, 肝肺者, 呼吸氣道之門户也。 哀氣直升, 而怒氣橫升, 哀怒之氣, 體陽而發越上騰 ; 喜氣放降, 而樂氣陷降, 喜樂之氣, 體陰而緩安下墜。 義理之慾, 始雖困免, 而終乃爽快, 是一屈而又一伸也 ; 利己之慾, 始亦汨沒, 而終亦狼狽, 再失而又再傷也。 賢人之力學, 以欲察理, 而以身先物, 抑損揚益, 開物成務, 七八九十壽者, 百福而兼壽也 ; 老氏之閑靖, 畏懼害己, 退處窮僻, 戒虧保盈, 遺世獨立, 一百齡壽者, 一福而高壽也。

病變卷之二 第一統
병변권지2 제1통

너무 사치하면 장수를 감소하고 나태하면 장수를 감소하며 편급하면 장수를 감소하고 탐욕하면 장수를 감소한다.
사람됨이 너무 사치하면 반드시 여색을 즐기고 사람됨이 나태하면 반드시 술과 음식을 좋아하며 사람됨이 편급하면 반드시 권세의 총애를 독점하려 하고 사람됨이 탐욕스러우면 반드시 돈과 재물을 욕심낸다. 사람됨이 고달프면 반드시 거처를 다스리지 않고 술에 빠지면 반드시 몸을 보전하지 못할 것이며 총애에 버릇이 되면 반드시 마음이 편안하지 아니하고 돈에 미혹되면 반드시 사무를 알지 못할 것이다. 사치는 괜찮으나 여색은 즐기면 안 되고 음식은 괜찮으나 술은 좋아하면 안 되며 권세는 괜찮으나 총애는 독점하면 안 되고 재물은 괜찮으나 돈은 욕심내면 안 된다.

嬌奢減壽, 懶怠減壽, 偏急減壽, 貪欲減壽。
為人嬌奢, 必耽侈色, 為人懶怠, 必嗜酒食；為人偏急, 必擅權寵；為人貪慾, 必慾貨財。
為人所拘, 必不治居；為酒所困, 必不持身；為寵所癖, 必不安心；為貨所惑, 必不知務。
侈尚可也, 色不可耽也；食尚可也, 酒不可嗜也；權尚可也, 寵

不可擅也；財尙可也，貨不可慾也。

간약(簡約)하면 명을 보전하고 근간(勤幹)하면 명을 보전하며 경계(警戒)하면 명을 보전하고 문견이 있으면 명을 보전한다.
사람됨이 간약하면 반드시 사치와 여색을 멀리할 것이고 사람됨이 근간하면 반드시 술과 음식에 절도가 있을 것이며 사람됨이 경계하면 반드시 권세의 총애(權寵)를 피할 것이고 사람됨이 문견이 있으면 반드시 돈과 재물에 청렴할 것이다. 비록 여색을 멀리하라고 하지만 어찌 정직하게 홀아비로 살아야 하겠는가? 비록 술을 절제하여야 하지만 어찌 적막하게 살 것인가? 비록 총애를 피하겠으나 어찌 다 폐기하겠는가? 비록 돈과 재물에 청렴하여야 하지만 어찌 거지 노릇을 하겠는가? 사람됨이 간약하면 거처가 안락하고 사람됨이 근간하면 행실이 정직하고 바르게 되며 사람됨이 경계하면 마음 씀이 쾌활하고 사람됨이 문견이 있으면 사무를 통달할 것이다. 천하에 거처가 있으니 부부가 거처를 다스리고 천하에 무리가 있으니 어른과 어린이로 무리를 다스린다. 천하에 교제가 있으니 군신(君臣)이 교제를 다스린다. 천하에 일이 있으니 부자가 일을 다스린다. 거처가 음란하고 사치하면 지아비가 아내를 감싸지 않으며 행실이 음식을 도모하면 어른이 어린이를 거느리지 못하고 마음 씀이 권세를 노리면 임금이 신하로 선택하지 아니하며 사무에서 재물을 중시하면 아비가 아들을 가르치지 아니한다. 거처가 황량한 것은 여색 때문이고 행실이 저열한 것은 술 때문이며 마음 씀이 번거로운 것은 총애 때문이고 사무가 혼란스러운 것은 돈 때문이다.

簡約保命, 勤幹保命, 警戒保命, 聞見保命。

為人簡約, 必遠侈色；為人勤幹, 必節酒食；為人警戒, 必避權寵；為人聞見, 必清貨財。 雖則遠色, 曷嘗耿獨；雖則節酒, 曷嘗寂寞；雖則避寵, 曷嘗癈棄；雖則清貨, 曷嘗丐包。

為人簡約, 居處安樂；為人勤幹, 行身貞正；為人警戒, 用心快活；為人聞見, 事務通達。

天下有居, 夫婦治居；天下有群, 長幼治群；天下有交, 君臣治交；天下有事, 父子治事。

居處淫侈, 夫不庇婦；行身謀食, 長不帥幼；用心圖權, 君不擇臣；事務弄財, 父不教子。

居處荒凉, 色之故也；行身闒茸, 酒之故也；用心煩満, 寵之故也；事務錯亂, 貨之故也。

시골 사람이 문견에 어두우면 쉽게 탐욕스럽게 되며 도시 사람이 간약을 홀시하면 쉽게 교오자만하고 농사하는 사람이 근간을 버리면 쉽게 나태하게 되며 독서하는 사람이 경계함을 늦추면 쉽게 편급하게 된다. 시골 사람이 문견이 있으면 반드시 연세가 높게 살 것이고 도시 사람이 능히 간약(簡約)하다면 자연히 길상할 것이며 농사하는 사람이 근간(勤幹)에 힘쓴다면 영원히 강녕(康寧)을 보전할 것이고 독서하는 사람이 항상 경계하면 종당에는 복과 장수를 누릴 것이다.

묻거니 거처와 행실, 부부, 어른과 어린이 등의 일들이 질병과 관계가 있는가? 대답하기를 사람의 장기는 속에 정기와 영혼(精靈)을 간직하여 밖으로 사물에 적응한다. 술과 여색으로 하여 손상된 자가 이미 주색에 상하고 또 거처와 행실로 곤경에 빠지므로 병에 걸리는 것이 참혹하다.
혹 묻기를 농부는 힘으로 먹고사는데 어찌하여 근간(勤幹)하지 아니하며 선비들은 많은 책을 읽어 기억력이 강한데 어찌하여 경계(警戒)를 아니한다고 말하는가? 나는 말하기를 백 마지기 땅을 다스리지 못하여 자기를 걱정하는 것이 농부의 책임이니 농부를 선비들에 비한다면 확실히 나태한 사람이다. 독서하는 사람들은 여러 가지 책을 열람하여 마음에 항상 망령된 자존심이 있고 농사하는 사람은 눈으로 글자를 알아보지 못하니 마음에 항상 새겨 두고 명심하니 선비들을 농부에게 비한다면 참으로 경계하지 않는 사람이다. 만일 농부가 글자를 조금 알고 선비들이 힘으로 일하는 것을 익힌다면 두 가지를 구비하게 되어 재능과 성정(才性)이 조밀(調密)하게 되면 질병이 적게 침범할 것이다.
질병 중 피로, 허손은 거처가 황량하여 생기는 질병이고 타박, 손상은 비천하고 저열하여 생기는 질병이며 적취, 내옹은 번만(煩滿)하여 생기는 질병이고 전간, 광병은 정신이 혼란하여 생기는 질병이며 해소, 천식은 너무 사치하여 생기는 질병이고 상식, 상서는 나태하여 생기는 질병이며 중기, 중풍은 성정이 편급하여 생기는 질병이고 눈병, 코 막힘은 탐욕으로 생기는 질병이다.

山谷之人, 昧於聞見, 而易為貪慾；市井之人, 忽於簡約, 而易為嬌奢；農耕之人, 棄於勤幹, 而易為懶怠；讀書之人, 慢於警戒, 而易為偏急。
山谷之人有聞見, 則必得高年；市井之人能簡約, 則自然吉祥；農耕之人勉勤幹, 則永保康寧；讀書之人恒警戒, 則終享福壽。
問: 居處行身夫婦長幼等事, 有關疾病乎? 曰: 人之臟器, 內存精靈, 外應事物。 為酒色所傷者, 既傷於酒色, 又困於居處行身, 所以受病甚酷。

或曰: 農夫力作食, 何謂不勤幹? 士人博覽強記, 何謂不警戒耶? 曰: 百畝之不治, 為已憂者, 農夫之任也, 農夫而比之士人, 則固懶怠者也。 讀書之人, 目覽諸書, 心恒妄尊, 農畝之人, 目不知書, 心恒佩銘, 士人而拟之農夫, 則真不警戒者也。 若農夫稍識字, 士人習力作, 二者俱備, 則才性調密, 疾病少侵。 疲憊虛耗荒凉之疾；打撲損傷闒茸之疾；積聚內癰煩滿之疾；癲癇狂病錯亂之疾；咳嗽喘促嬌奢之疾；傷食傷暑懶怠之疾；中氣中風偏急之疾；眼病鼻塞貪慾之疾。

【註解】이 구절에 대하여 이제마 선생은 아래와 같이 수정하여《보감》에 기록했다.

【參考】《保元-廣濟說》: “山谷之人 沒聞見 而禍夭 市井之人 沒簡約 而禍夭 農畝之人 沒勤幹 而禍夭 讀書之人 沒警戒 而禍夭。

山谷之人 宜有聞見 有聞見則福壽 市井之人 宜有簡約 有簡約則福壽 鄉野之人 宜有勤幹 有勤幹則福壽 士林之人 宜有警戒 有警戒則福壽。山谷之人 若有聞見 非但福壽也 此人 卽山谷之 傑也 市井之人 若有簡約 非但福壽也 此人 卽市井之傑也 鄉野之人 若有勤幹 非但福壽也 此人卽鄉野之傑也 士林之人若有警戒非但福壽此人 卽士林之傑也 或日 農夫元來力作 最是勤幹者也 而何謂沒勤幹 士人 元來讀書最是警戒者也 而何謂沒警戒耶 日 以百畝之不治 爲己憂者 農夫之任也 農夫 而比之士人 則真是懶怠者也 士人 頗讀書 故心恒妄矜 農夫 目不識字 故心恒佩銘 士人而擬之農夫 則真不警戒者也 若農夫勤於識字 士人習於力作 則才性

調密 臟氣堅固。”

대체로 사람들이 공경하면 장수를 더하고 태만하면 장수를 감소한다. 음식은 능히 굶주림을 참고 포식을 탐하지 아니하는 것이 공경이고 의복은 능히 추위를 참고 따뜻함을 택하지 않는 것이 공경이며 근력은 능히 수고로움을 절도 있게 하고 편리함과 안일함을 아니하는 것이 공경이고 재물은 결핍함을 참고 구차하게 얻으려고 하지 아니하는 것이 공경이다.
대체로 공경하면 심기(心氣)가 장원하게 되고 태만하면 심기가 단촉(短促)하게 될 것이다. 장원하면 장수하고 단촉하면 장수하지 아니한 것은 이치상 그러한 것이다. 주린 자의 창자(腸)가 음식 먹기에 급하면 장기(腸氣)가 손상되고 가난한 자의 뼈가 재물 얻기에 급하면 뼈의 힘이 고갈된다. 이러므로 장기는 굶주림에 상하는 것이 아니라 배를 채우고자 하는 욕심에 손상되고 뼈는 가난하여 상하는 것이 아니라 부유해지려는 욕심에 손상된다.
대체로 사람의 마음은 편안하고자 하고 사람의 위(胃)도 역시 편안하고자 한다. 가난하여도 가난을 참으면 뼈의 힘이 넉넉하게 되어 튼튼하게 될 것이며 굶주려도 주림을 지키면 장기(腸氣)가 제약되어 지킴이 있게 된다. 이러하므로 마음은 총명하고 너그러워져야 하고 몸은 빠르고 강하며 부지런하고자 해야 한다. 위는 담백한 음식을 계속 먹고자 해야 하고 살(膚)은 반드시 엷으며 견디어 내고자 해야 한다.
대체로 사람은 간약하면서 근간해야 하고 경계하면서 문견이 있어 이 4가지 바탕을 완전하게 보전하였다면 자연히 상수(上壽)를 누릴 것이요, 간약, 근간하며 경계하거나 혹은 문견, 경계하고 근간하여 1가지 바탕만 결핍한 자는 버금으로 장수할 것이며 사치하나 근간하거나 경계하나 탐욕하거나 혹은 간약하나 나태하거나 편급하나 문견이 있듯이 2가지 바탕이 결핍된 사람들은 공경하면 장수하고 태만하면 요절한다.

凡人恭敬則益壽, 怠慢則減壽。 飲食以能忍飢, 而不貪飽為恭敬；衣服以能忍寒, 而不擇温為恭敬；筋力以能節勞, 而不便逸為恭敬；財物以能忍乏, 而不苟得為恭敬。

蓋恭敬則心氣長遠, 怠慢則心氣短促。 長遠者壽, 短促者不壽, 理勢然也。 飢者之腸, 急於得食, 則腸氣餒也；貧者之骨, 急於得財, 則骨力竭也。 是故腸不傷於飢, 而傷於函飽之慾；骨不傷於貧, 而傷於函富之慾。

蓋人心欲安, 人胃亦欲安。 貧而安貧, 則骨力裕而有立；飢而安飢, 則腸氣約而有守。

是故心則聰明而欲寬, 身則敏強而欲勤, 胃則淡食而欲繼, 膚則當薄而欲耐。

凡人簡約而勤幹, 警戒而聞見, 四體圓全者, 自然上壽。 簡約勤幹而警戒, 或聞見警戒而勤幹, 一體欠缺者次壽, 嬌奢而勤幹, 警戒而貪慾, 或簡約而懶怠, 偏急而聞見, 二體欠缺者, 恭敬則壽, 怠慢則夭。

【註解】이 구절도 《보원-광제설》에는 참고문과 같게 수정하여 기록하였다.

【參考】《保元-廣濟說》: "凡人恭敬則必壽, 怠慢則必夭, 謹勤則必壽, 虛貪則必夭, 飢者之腸急於得食, 則腸氣蕩矣。貧者之骨急於得財, 則骨力竭矣。飢而安飢則腸氣有守, 貧而安貧則骨力有立, 是故飮食以能忍飢, 而不貪飽為恭敬。衣服以能耐寒, 而不貪溫為恭敬 筋力。
以能勤勞而不貪安逸為恭敬, 財物以能謹實而不貪苟得為恭敬。
凡人簡約而勤幹, 警戒而聞見, 四材圓全者 自然上壽。簡約勤幹而警戒或聞見警戒而勤幹 三材全者 次壽。驕奢而勤幹警戒而貪慾, 或簡約而懶怠, 偏急而聞見, 二材全者, 恭敬則壽, 怠慢則夭。"

病變卷之二 第二統

병변권지2 제2통

◈·◈·◈

태양인은 재, 권, 주, 색(財, 權, 酒, 色)으로 무릇 내상병에 걸리든 외촉(外觸)병에 걸리든 모두 간이 손상된다. 그러므로 태양인은 "간장의 기운이 남음이 있는가? 약한가?" 하는 것으로 명맥의 길고 짧음이 결정된다.
태음인은 재, 권, 주, 색(財, 權, 酒, 色)으로 여러 가지 내상병에 걸리든 외촉병에 걸리든 모두 폐가 손상된다. 그러므로 태음인은 "폐장의 기운이 남음이 있는가? 약한가?" 하는 것으로 명맥의 길고 짧음이 결정된다.
소양인은 재, 권, 주, 색(財, 權, 酒, 色)으로 여러 가지 내상병에 걸리든 외촉병에 걸리든 모두 신(腎)이 손상된다. 그러므로 소양인은 "신장의 기운이 남음이 있는가? 약한가?" 하는 것으로 명맥의 길고 짧음이 결정된다.
소음인은 재, 권, 주, 색(財, 權, 酒, 色)으로 여러 가지 내상병에 걸리든 외촉병에 걸리든 모두 비(脾)가 손상된다. 그러므로 소음인은 "비장의 기운이 남음이 있는가? 약한가?" 하는 것으로 명맥의 길고 짧음이 결정된다.

太陽人財權酒色, 凡有內傷外觸, 皆損肝, 故太陽人, 以肝臟剩削, 為命脈長短。

太陰人財權酒色, 凡百內傷外觸, 皆損肺, 故太陰人, 以肺臟剩削, 為命脈長短。
少陽人財權酒色, 凡百內傷外觸, 皆損腎, 故少陽人, 以腎臟剩削, 為命脈長短。
少陰人財權酒色, 凡百內傷外觸, 皆損脾, 故少陰人, 以脾臟剩削, 為命脈長短。

태양인의 간장은 매우 완전하여 폐와 더불어 서로 대적이 되는 자이니 극히 완전한 경지의 사람이다. 절반이 이지러져서 폐와 더불어 그 자리를 양보하면 극히 나쁜 경지에 이른 사람이다. 이를 초과하면 죽는데 이렇게 추산하여 태양인 간장부의 절반을 명맥의 실수(實數)로 하니 기타 장부는 이와 같이 추산한다.
장부의 절반 명맥 실수를 8절로 평분하여 제1절을 신선도수(神仙度數)라고 명하는데 이것이 최고라고 말하는 것이며 제2절은 청랑도수(淸朗度數)라고 명하는데 정신이 맑고 명랑한 것을 말한다. 제3절은 쾌경도수(快輕度數)라고 명하는데 그의 온몸이 상쾌하고 가벼운 것을 말하고 제4절은 강녕도수(康寧度數)라고 명하는데 그의 온몸이 강녕한 것을 말한다. 제5절은 외감도수(外感度數)라고 명하는데 그 표의 기운이 손상된 것을 말하는 것이며 제6절은 내상도수(內傷度數)라고 명하는데 그 이기(裏氣)가 내손(內損)된 것을 말한다. 제7절은 뇌옥도수(牢獄度數)라고 명하는데 그 병이 마치 감옥에 들어간 것 같다는 말이며 제8절은 위경도수(危境度數)라고 명하는데 그 명(命)이 위험한 지경에 이른 것을 말한다.
명맥의 이치는 미묘하여 보기 어려우며 보기 어려우면 말하기도 어렵게 되는데 8절로 간략하게 나누어 밝히면 보기 어렵던 것이 쉽게 보이고 말하기 어렵던 것이 쉽게 된다.
매 1절을 역시 초(初), 중(中), 종(終)으로 각각 8절을 다시 나누면 24절이 된다.
명맥이 간혹 손상이 있어도 64세 전에는 모두 생기가 보충되는 법이 있으나 노년(老年)은 장년(壯年)보다 못하고 소년(少年)은 유년(幼年)보다 못하다. 소년(少年) 시기의 생기는 유년 시기의 4분의 3을 얻게 되고 장년(壯年) 시기의 생기는 유년(幼年) 시기의 4분의 2를 얻게 되며 노년(老年) 시기의 생기는 유년(幼年) 시기의 4분의 1을 얻게 된다. 그러므로 평인(平人)은 40세를 중년으로 하고 극히 장수하는 사람은 60세를 중년으로 한다. 유년 시기와 소년 시기 32년 및 장년 시기 8년 전부터는 그날 혈기가 손상되는 바가 비록 크지만 그날 생기는 혈기가 걸핏하면 3~4배가 넘게 채워지고 있으며 장년 시기 후에도 그날 생기가 남음이 있으나 그날 보충됨이 시원치 아니하다. 노년 시기에 이르러서도 당일 생기가 역시 조금도 남음이 없는 것은 아니지만 당일의 손상이 평상시와 좀 달라서 당일의 보충으로는 지탱할 수 없게 된다.

太陽人肝臟, 十分圓全, 而與肺相敵者, 極完境人也；一半虧缺, 而與肺讓位者, 極壞境人也；過此則死, 以此推之, 太陽人肝臟部一半為命脈實數, 他臟倣此。
臟部一半命脈實數, 平分八截, 第一截名曰神仙度數, 言其最高也；第二截名曰清朗度數, 言其精神清朗也；第三截名曰快輕度數, 言其一身快輕也；第四截名曰康寧度數, 言其百體康寧也；第五截名曰外感度數, 言其表氣外虧也；第六截名曰內傷度數, 言 其裏氣內損也；第七截名曰牢獄度數, 言其病如入獄也；第八截名曰危境度數, 言其命遂危境也。

命脈之理, 微而難見, 難見則難言, 略分八截, 著而明之, 使難見者易見, 難言者易言。 每一截亦各有初, 中, 終度數, 八截又可分為二十四截。

命脈雖間有損傷, 六十四歲前, 皆有生息充補之道, 但老年不如壯年, 少年不如幼年。 少年生息得幼年四分之三, 壯年生息得幼年四分之二, 老年生息得幼年四分之一。 故平人以四十歲為中年, 極壽人以六十歲為中年。 幼少三十二年, 及自壯年前八年, 當日血氣之所損傷者, 雖大而當日所生息者, 輒三四倍有剩餘以充補之。 自壯年後八年, 當日生息亦有剩餘, 而若當日損傷大, 則當日充補不能快恰。 至於老年, 則當日生息, 亦不無稍餘, 而當日損傷稍異平常, 則當日充補不能支持。

모든 사람이 소년 시기에 혈기가 용맹했으나 40세 이후에 다시 쓸 수 없게 되는 것은 결코 용맹이 40세 전에 마음에 미치지 못하여 그런 것이 아니라 이것은 혈기가 보충되는 바가 40세 이전에 미치지 못하는 까닭이다. 대체로 40세가 되면 혈기가 명맥을 보충한 바가 절반이 감소되는 까닭에 40세에 갖고 있는 명맥으로 병의 길흉을 예측한다. 64세면 혈기가 명맥을 보충하는 바가 전부 감소된다. 극히 장수한 사람은 64세에 갖고 있는 명맥으로 수명의 장단을 예측한다.

혹 말하건대 사람은 수곡의 정기(精液)를 받아서 수명을 유지하는데 기혈의 생기고 쉬는 것(生息)이 노년 시기가 중년 시기보다 못하고 소년 시기가 유년 시기보다 못하다고 운운하는데 노년이 장년보다 못하고 장년이 소년보다 못하다는 것은 물론 이치에 당연하지만 소년(少年) 시기가 유년 시기보다 못하다는 것은 아마 맞는 논의가 아닌 듯하다. 황차 유아(幼兒)들의 의식(知見)이 흐릿하여 칠정(七情)에 손상되는 바가 소년과 어른들의 탐욕이 과도한 데 비하면 응당 차도가 있지만 유아들은 신체가 파리하여 병이 많은 것이 소년과 어른들보다 도리어 심한 것은 무엇 때문인가? 수곡으로 명을 보양함이 없어서 당일에 발생하는 기혈이 보충되는 것이 유년 시기가 소년 시기보다 못한가? 대답하기를 유아(幼兒)들은 음식을 적게 먹지만 수년간에 몸이 수배가 되니 수곡이 보양하는 바가 가장 빠르다. 황차 유아들은 의식이 흐릿한 까닭에 칠정(七情)에 더욱 치우치어 그 사유(思維)가 완전하지 못하여 가슴속으로 돌아 들어가게 되는 까닭이다. 이로 미루어 본다면 유아가 소년보다 낫다는 이론을 혹자는 의심스럽지만 의심스럽지 않다고 말한다. 이런 까닭에 유아들을 보양하는 방법은 여러 시간 동안 울지 말게 하여 칠정이 치우쳐서 상하는 것을 풀어 주는 것이 가장 좋은 방책이고 음식의 차고 따듯함을 알맞게 하는 것이 그 버금이며 조금 자라면 동료들이 어질고 우수한 것을 보고 느끼게 하여 식견(識見)이 좀 자라게 하는 것이 또 그다음이다.

凡人少年血氣之勇猛不能復用於四十以後者, 非心志之勇猛不及於四十以前也, 乃血氣之所充補者, 不及於四十以前之故也。蓋四十歲, 血氣之所充補命脈者半減也, 故平人, 以四十歲所存命脈, 占病之吉凶。六十四歲, 血氣之所充補命脈者, 全減也。極壽人, 以六十四歲所存命脈, 占壽之長短。

或曰: 人受水穀之精液以養命也, 而氣血生息者, 老年不如壯, 壯不如少, 少不如幼云云。 老不如壯, 壯不如少, 理固當然也, 至於少不如幼, 則似非的論也。 且幼兒知見茫昧, 其七情所傷者, 比諸少年丈夫之貪慾過度, 則應有差也, 而幼兒之羸疲多病, 反甚於少年丈夫何也? 無乃水穀養命, 當日生發之氣血充補者, 幼不如少乎? 曰幼兒飮食鮮少, 而數年間軀殼數倍, 則水穀之所養最速也。 且幼兒知見茫昧, 故七情益偏, 以其不能思量, 而回遣於胸中故也。 以此推之, 則幼勝於少之論, 或者可疑而不疑也。是故保幼兒之道, 勿使多時啼泣, 以解七情偏傷, 最是良策也, 飮食寒温適中, 其次也, 及稍長觀感儕輩賢優, 俾識見稍漸, 又其次也。

혹 묻건대 성현(聖賢)의 성정(性情)은 중화(中和)의 극치에 달했지만 장수의 한정이 균등하지 아니하였던 것은 무엇 때문인가? 황차 공자 같은 세상의 대성인도 겨우 73세밖에 장수를 누리지 못하였는데 보통 사람으로 지각(知覺)이 없어도 역시 우연히 100세까지 장수한 것은 무엇 때문인가? 이 이치를 말하건대 성인의 수명은 천도(天道)와 관련되는데 후세 사람이 어찌 감히 큰소리를 치겠는가! 비록 거기에 의난(疑難)점이 있는데 어찌 한마디 말도 아니하겠는가? 대왕(大王)은 여색을 좋아하였으며 공류(公劉)는 재물을 좋아하였으니 어질고 현명한 사람들이 낙(樂)을 좋아함도 혹 같지 않았으며 백이(伯夷)는 청렴(淸)하였고 유하혜(柳下惠)는 화애(和)로웠으니 현명하고 지혜로운 선비들의 지망과 취미가 혹 같지 않았다.
대학의 도는 천하를 밝히고자 한 것이지만 중용의 도는 일신(一

身)을 성실하게 하고자 한 것이니 성스럽고 영명한 사람들의 배포(排布) 역시 같지 아니하였다. 문왕의 효도는 집과 나라에 근심이 없게 하였지만 공자의 충성으로도 천하 사방을 돌아다니며 유세하였으니 성인의 명수도 혹 같지 않다. 황차 공자도 40세가 되어서야 미혹되지 아니하였고 맹자도 40세가 되어서야 마음이 동하지 아니하였다고 하니 이로써 미루어 본다면 비록 맹자 같은 성인이라도 10세, 20세, 30세 때라면 미혹되거나 마음이 동하는 것을 면하지 못하였을 것이다. 이렇다면 중년 40세에 명맥의 왕성하고 약함이 같지 아니한 바가 있었으니 장수의 한정도 따라서 같지 않았을 것이다. 또 이 시대에 난세를 다스리는 일이 있어 행실에 긴할 때도 있고 긴하지 않을 때도 있었는데 공자의 행도(行道)를 세상에 크게 자랑할 만한 때에 천하가 크게 어지러워져서 성인의 마음이 쉴 새 없이 긴장하게 되었다. 보통 사람으로 지각(知覺)이 없지만 주색에 청담하여 그 일신이 우연히 편안하게 되고 마음가짐이 긴장하지 아니하고 헐(歇)하게 되어 장수의 한도를 누리거나 누리지 못함이 혹자는 이런 것이라고 한다.

或曰: 聖賢之性情, 中和極致, 而壽限之修程, 不等者何也? 且孔子宇宙之大聖, 而享壽僅得七十三 ; 常人之没知覺者, 亦有偶得一百壽者何也?此理可言之曰: 聖人壽命, 有關天道, 後人何敢大言! 雖然其有疑難, 敢不一言乎? 大王好色, 公劉好貨, 仁賢之好樂, 或不同也 ; 伯夷清, 柳下惠和, 彦哲之志趣, 或不同也。
大學之道, 欲明於天下 ; 中庸之道, 欲誠於一身, 聖明之排布, 亦不同也。 文王之孝, 無憂於家邦 ; 孔子之忠, 轍環於四方, 聖神之命數, 或不同也。 且孔子四十而不惑, 孟子四十而不動心, 以此推之, 則雖孔孟之聖, 而十歲二十歲三十歲時, 則未免惑且動矣。 然則中年四十, 命脈旺弱有所不等, 而壽限亦隨之矣。 且此時有治亂, 行有緊歇, 孔子之行, 雄過誇宇宙之時, 而天下大亂, 聖心不歇而緊也。 常人之没知覺者, 淸淡於酒色, 而其之一身, 偶得其便, 渠心不緊而歇也, 壽限之享不享, 或者以此歟。

64세에 명맥이 신선도수에 있다면 가히 128세까지 장수할 것이고 청랑도수에 있다면 가히 116세까지 장수할 것이며 쾌경도수에 있다면 가히 104세까지 장수할 것이고 강녕도수에 있다면 가히 92세까지 장수할 것이며 외감도수에 있다면 가히 80세까지 장수할 것이고 내상도수에 있다면 가히 70세까지 장수할 것이다.
신선도수에서 제일로 장수할 사람은 116세에도 보통 사람처럼 완건(完健)하고 그다음으로 장수할 사람은 60세에도 보통 사람처럼 완건하며 강녕도수에서 제일로 장수할 사람은 80세에도 보통 사람처럼 완건하지만 그다음으로 장수할 사람은 60세에도 보통 사람처럼 완건하다. 하수(下壽)란 바로 70세까지 장수하는 사람인데 60세에 이미 노쇠하여 무너지기 시작한다.
100세 미만으로 장수하는 사람은 세상에 항상 있는 바이나 100세 이상 장수하는 사람은 드물다. 항상 있는 것은 그 징조가 쉽게 보이지만 희소한 것은 그 징조를 보기 어렵다.
이(理)란 사물의 근원이고 문(文)이란 이치(理)의 표현이다. 앞에서 운운한 것 역시 구차하게 그 이치가 이와 같다는 것을 밝힌 것은 그 근원을 다한 것이다. 또 예로부터 전하는 바에 팽조(彭祖)는 600세를 살고 안기생(安期生)은 1,000세를 살았다고 하며 근세에도 전하는 바에 역시 200세, 300세까지 산 사람이 있다고 말하는데 그 진실함을 본 적 없으니 의심에 붙이고 알고 있는 자를 기다린다.

六十四歲, 命脈在神仙度數者, 壽可一百二十八；在清朗度數者, 壽可百十六；在快輕度數者, 壽可一百四；在康寧度數者, 壽可九十二；在外感度數者, 壽可八十；在內傷度數者, 壽可七十。

神仙上壽者, 百十六歲完健如平人, 下壽者, 六十時如平人；康寧上壽者, 八十歲完健如平人, 下壽者, 六十時如平人。 下壽即七十壽者也, 六十時節, 已有衰敗之漸。

百歲以下壽, 世所常有；百歲以上壽, 世所罕有。 常有者, 其徵易見；罕有者, 其徵難見。 理者物之源也, 文者理之著也, 右云云者, 亦姑明其理之如斯, 而窮其源者也。 且自古傳聞, 彭祖六百歲, 安期生一千歲, 近世傳聞, 則亦有二百歲, 三百歲壽云者, 未有的見其真者也, 疑則闕之以俟知者。

病變卷之二 第三統

병변권지2 제3통

◈·◈·◈

소년 시기에 고질병(痼病)이 갈피를 잡을 수 없이 흩어져서 낫지 않아 명맥이 위경초분(危境初分)에 있는 자가 갑자기 하루는 깨닫고 공경하여 허물을 고치고 선행을 하며 약과 음식으로 그 정기(正氣)를 부추기고 조리와 보양으로 진원(眞源)을 배양하여 천신만고의 병변(病變)을 경과하여 중년 40세에 이르러 명맥이 조금 회복되어 내상도수(內傷度數)가 되어 지극히 잘 조리하고 보양하면 90세 장수가 어렵지 않을 것이니 이같이 한다면 그 장수가 필시 하늘에서 내려올 것이다. 신체의 피부와 살이 손상된 사람은 한두 달 안에 완치가 쉽지만 장부진액(臟腑眞液)이 손상을 받은 사람은 십수 년 내에도 완치되기 극히 어렵다. 이러므로 중년 40세에 명맥이 뇌옥말분(牢屋末分)에 있는 사람은 맑고 깨끗한(淸淨) 도사의 마음이 아니고 일반적인 조리와 치료만으로는 십분 위태로울 것이며 만일 당장 죽지 않아도 능히 병변을 경과하여 명맥이 조금 회복되면 70세 장수를 역시 기약할 수 있다. 그러나 도사의 맑고 깨끗한 조리와 치료가 어찌 쉽다고 할 수 있겠는가! 이같이 할 자는 천만 사람 중 혹 한 사람뿐일 것이다.

40세에 명맥이 내상중분(內傷中分)인 자가 평인(平人)의 예사로운 마음으로 대략 공경하고 두려움을 간직한다면 그 장수 모두 60세를 초과할 것이고 조리와 보양을 잘 한다면 80세, 90세 장수를 기약할 수 있을 것이다. 만일 40세에 명맥이 뇌옥도수(牢獄度數)에 있다면 현명한 자로서 족한 줄 아는 위태롭지 아니한 마음이고 겨우 조리와 보양만 회복한다면 50세 전후에 반드시 죽을 것이다.

《동의보감》 〈소아〉 편에 말하기를 소아(小兒) 들에게 변증(變蒸)이란 병이 있는데 약을 쓰지 않아도 낫는 이 병을 변증(變蒸)이라고 말했는데 바로 병변(病變)이다. 소아들이 완실(完實)하면 이 병이 없고 허약하면 있으니 병변(病變)은 옅은 데서 깊어지는 자도 있고 중한 데서 경하게 되는 자도 있는데 이로써 생사를 판별한다. 어른도 역시 그런데 불행하게 고질병에 걸려 비록 십분 조리를 하여도 반드시 십여 년의 병변을 경과한 연후에야 비로소 완전한 사람이 된다.

서전(書傳)에 말하기를 "천하의 나라는 가히 고르게 다스릴 수 있고 벼슬과 녹봉은 가히 사양할 수 있으며 흰 칼날은 가히 밟을 수 있으나 중용은 가히 능할 수 없을 것이다."라고 하였다. 이것을 모방하여 말한다면 한 번 죽는 것도 가능하고 독약도 가능하고 침구도 가능하고 병변은 가히 능할 수 없을 것이다. 이 말이 비록 추하지만 병변의 어려움과 또한 어렵지 아니하다는 것을 비유하는 데는 족하지 않은가? 만일 맑고 깨끗하고 장원(長遠)한 사람이 좋은 마음으로 출발하여 참으로 조리하기를 5년, 6년, 10여 년, 20년 병변이 경과하여 종당에 완전히 건강한 사람이 되었다면 그 장수가 어찌 하늘에서 내려온 것이 아니겠는가! 또한 완전히 건강하여 병이 없는 사람이 병든 사람이 병변(病變)으로 지극히 고통스러워하는 상황을 보고 두려워 미리 경계하여 칠정(七情)과 주색(酒色)에 상하지 아니하면 고질병으로 뇌옥도수에 빠지지 않는다면 이 역시 좋은 방책이 아니겠는가!

少年痼病, 支離不愈, 命脈在危境初分者, 忽一日瞿然恭敬, 改過遷善, 藥餌扶其正氣, 調養培其真源, 千辛萬苦, 經歷病變, 至中年四十, 命脈稍復於內傷度數者, 極善于調養, 則九十壽非難, 如此者, 其壽必自上天而降也。 身體膚肉之被損傷者, 一二月內, 完合甚易, 臟腑真液之被損傷者, 十數年內, 完合極難。 是故中年四十, 命脈在牢獄未分者, 自非清淨道士之心, 而別般調治, 則十分必危, 若當下不死, 而能經歷病變, 命脈稍復, 則七十壽亦可期。 然道士清淨之調治, 而豈容易哉!如此者, 千萬人中或一人。

四十命脈, 內傷中分者, 以平人尋常之心, 而略存敬畏, 則其壽皆過六十, 善調養, 則八九十壽可期。 若四十命脈, 在牢獄度數, 則不以賢者知足不危之心, 而僅復調養, 則五十前後必死。 東醫寶鑑小兒篇曰: 小兒有變蒸之病, 勿藥有喜, 此病變蒸云者, 即病變也。 小兒完實者無之, 虛弱者有之, 病變有自淺而深者, 有自重而輕者, 此死生之辨也, 大人亦然, 不幸得痼病者, 雖十分調理, 必經歷十餘年病變, 然後方為完人。

傳曰: "天下國家可均也, 爵祿可辭也, 白刃可蹈也, 中庸不可能也。" 於此而做之曰, 一死可能也, 毒藥可能也, 鍼灸可能也, 病變不可能也, 此言雖陋, 足以喻病變之難不亦難乎? 若清淨長遠之人, 生發好心, 真得調理, 經歷五六年, 十餘年, 二十年病變, 而终為完人, 則其壽豈非自天而降乎!且完實無病者, 觀其有病者, 病變極苦之狀, 惕然預戒, 不暴七情, 不伤酒色, 不陷於痼病, 牢獄則不亦善策乎!

하루 몹시 상하면 백 일이 가도 회복하기 어려우며 여러 번 몹시 상하면 바로 고질병이 되니 경계하지 아니하여도 되겠는가? 고질병에 걸린 사람은 한 돌이 되면 그 병세가 더한지 덜한지를 예측하되 이로부터 해마다 그 병이 더한지 덜한지를 예측하는 것이 좋다. 병이 이렇게 중한데 빠른 효험을 바란다면 욕심이 가슴 속에서 끓어 번지어 비록 병을 치료하고자 하나 어려운 것이다.

一日暴傷, 百日難復, 累次暴傷, 遂成痼病, 可不戒哉? 得痼病者, 以一周年, 占其病勢加減, 由此而年年, 占其加減可也。 病如此重也, 而望速效者, 慾心交戰於胸中者也, 雖欲療病難矣哉。

명맥이 강녕말분 이상에 있으면 일 년 사이에 하루도 앓음이 없다. 명맥이 외감중분에 있으면 일 년 사이에 혹시 간간이 2~3일 상한이나 온병으로 사지 관절이 아프거나 혹은 7~8일간 돗자리에 누워 신음하는 병을 앓거나 혹은 한두 달 얼굴이 어둡지만 1년 12월 사이에 아홉 달은 형체와 기운이 건강하여 신색(神色)이 윤택하다.

命脈在康寧末分以上者, 一年間無一日病。 命脈在外感中分者, 一年間, 或間間二三日寒温肢節之病, 或七, 八日枕席呻吟之病, 或一, 二月, 面貌如昧滯, 而一年十二月間, 九月則形氣快健, 神色潤澤。

명맥이 내상중분에 있는 사람은 일 년 사이에 혹 수십 일 침석(枕席)에서 신음하거나 혹 서너 달 면모가 초췌하지만 열두 달 사이에 여섯 달은 형기(形氣)가 완건(完健)하고 신색(神色)이 맑다.
명맥이 뇌옥중분에 있는 사람은 일 년 사이에 석 달은 건강하여 얼굴의 병색은 벗었으나 역시 해를 두고 신음하며 명맥을 지탱하는 사람도 있으나 갑자기 한 가지 질병으로 명맥이 몹시 위태롭게 되니 이 또한 살피지 않으면 안 된다.
명맥이 위경초분(危境初分)에 있는 사람은 자체로 반년을 지탱할 기력이 없으며 허로(虛勞), 부종(浮腫) 등 말기 질병에 깊은 한도가 나타나서 뽑기 어려운 실타래가 되었다. 그러나 혹시 극심했다가 수월하거나 혹 약에 효과가 있지만 만일 약을 잘 복용하고 극히 조리를 잘 하여 일 년을 지탱한다면 일 년 사이에 한 달은 병에서 벗어날 좋은 징조가 있다. 중분(中分)의 심한 한도에 있는 사람은 약이 잠시 응하지만 병은 여전하니 이런 증세는 이미 불치병에 속하고 위경중분의 한계를 넘으면 약을 써도 더욱 심하게 되어 급속히 나쁜 증상이 된다.
외감도수의 병은 가벼운 병이라고 하는데 가벼운 병에는 약을 언급할 것이 아니며 위경도수의 병은 흉한 병이라고 하는데 흉한 병에는 약을 논하는 것이 마땅하지 않고 내상도수의 병은 중병(重病)이라고 하는데 중병에는 약을 쓰지 않아도 낫고 뇌옥도수의 병은 위태로운 병이라고 하는데 위태한 병은 약이 아니면 지탱할 수 없다. 그러나 병이 위태한 데 이르면 어찌 쉽다고 하겠는가! 병을 잘 조리하는 사람이라면 어찌하여 중병일 때에 도모하지 않겠는가!

命脈在內傷中分者一年間, 或數十日, 枕席呻吟, 或三, 四月, 面貌萎悴, 而十二月間, 六月則形氣完健, 神色清鮮。

命脈在牢獄中分者, 一年間三月蘇健, 面色脫病, 然亦有年呻吟, 而命脈有可支者, 猝然一疾, 而命脈有甚危, 則此又不可不察也。
命脈在危境初分者, 自無支撑半年之氣候, 虛劳浮腫等末疾, 顯有深限, 難撥之顯緒。 然或劇而間歇, 或藥而應效, 若善服藥, 極善調理, 而支撑一年, 則一年間有, 脫病之佳兆。 在中分之深限者, 藥或暫應, 病旋如故, 此症已屬不治, 過中分閾限, 則藥而益劇, 遂成壞症。
外感之病謂之輕病, 輕病不須言藥, 危境之病, 謂之凶病, 凶病不當論藥, 內傷之病, 谓之重病, 重病勿藥有喜, 牢獄之病, 謂之危病, 危病非藥不支。 然病至於危, 豈容易哉! 善調病者, 何不重病之時圖之乎!

【註解】이제마 선생은 〈病變卷之二 第二, 三統〉을 전부 하례하여 수명의 장단을 논하였다. 그런데 이 내용을 《동의수세보원》에서는 언급하지 않았지만 매우 큰 참고 가치가 있다. 개략적으로 소개하면 사람의 수명을 8가지로 나누었는데 1. 神仙度數, 2. 清朗度數, 3. 快輕度數, 4. 康寧度數, 5. 外感度數, 6. 內傷度數, 7. 牢獄度數, 8. 危境度數, 이 8가지 도수(度數)를 각각 初分, 中分, 末分으로 나누면 24절(截)이 된다.

【參考】《東医四象初本卷之二 第二统》"臟部一半命脈實數, 平分八截, 第一截名日神仙度數, 言其最高也；第二截名日清朗度數, 言其精神清朗也；第三截名日快輕度數, 言其一身快輕也；第四截名日康寧度數, 言其百體康寧也；第五截名日外感度數, 言其表氣外虧也；第六截名日內傷度數, 言其裏氣内損也；第七截名日牢獄度數, 言其病如入獄也；第八截名日危境度數, 言其命遂危境也。

命脈之理, 微而難見, 難見則難言, 略分八截, 著而明之, 使難見者易見, 難言者易言。每一截亦各有初, 中, 終度數, 八截又可分為二十四截。”

계병인시
외감말분엔 병이 이미 들었으니 가볍게 보지 말라.
권하노니 태항산길 수레 밀고 오를 수 있어도 가지를 말라.
내상중분엔 병이 벌써 심해져 총명하면 장수하나 어리석은 자는 요절하네.
세상 인간 남 아끼고 제 몸 아끼잖네 그대는 제 몸만 아끼고 남 걱정 마세.
뇌옥삼분엔 병이 너무 깊어졌으니 비로소 세상인심 알게 되네.
동해 약산 하늘 밖에 아득한데 한 걸음 두 걸음 그대 홀로 찾네.
위경초분엔 어쩔 수 없는 병 되어 신선이면 살아도 사람이면 죽고 마네.
가슴속에 회생의 꿈 품었지만 그런 이치는 있으나 말하기는 어렵다네.

戒病人詩
外感末分病已成, 寄語病人看勿輕。
太行之路能推車, 勸君莫行太行行。
內傷中分病已膠, 黠人得壽痴人夭。
世人愛他不愛身, 君愛君身莫愛他。
牢獄三分病已深, 到此方知世人心。
東海藥山天外遠, 一步二步君獨尋。

危境初分病無奈, 仙人獨生世人死。

一錦胸中暗懷春, 雖有其理難言爾。

잡다한 기사도 글에 공로가 있고 뜻을 읊으면 시에 흥미가 있다. 그런데 이 시가 졸렬하여 격식에 부합하지 못한다.
병의 이치는 은미(隱微)롭지만 여러 가지를 발명한다는 것은 물론 불가능함이 없다.
그러므로 함부로 졸작인 이 시를 써서 그 뜻을 전달하려고 읊었을 뿐이다. 논한 바가 공교롭지 아니한가! 어찌하여 "시는 뜻을 말하고 노래는 말을 길게 한 것"이라고 말하지 않았는가? 시의 운율이 맑고 절묘하면 읊어서 감정(志意)에 흥을 돋우어 줄 수 있지만 시의 운율이 졸렬하다면 읊어도 감정(志意)에 흥을 돋우어 주지 못할 것이다.

雜博記事, 書有功也, 諷詠達意, 詩有味也, 然詩工陋劣, 不合格式。
病理隱隱微微, 多般發明, 自無不可。 故妄拙錄以右詩, 諷詠達意而已矣。 巧不巧所論哉!
何不曰: "詩言志, 歌永言" 詩韻清絕, 則諷詠而興起志意, 詩韻陋劣, 則諷詠而不能興起志意。

병에는 의약(醫藥)이 급선무이고 조리는 버금이며 내상도수의 병에는 조리가 급선무이고 의약이 버금이다. 중풍, 관격, 인후, 옹저, 온역과 여러 가지 천행(天行) 돌림병은 유년, 소년, 장년을 막론하고 명맥이 뇌옥중분에 있는 사람이면 의약으로 구급한다면 줄지어 살 수 있겠지만 의약으로 구급함이 없다면 개개 다 죽을 것이다. 의약이 이와 같으니 대비하지 않으면 안 된다. 명맥이 뇌옥초분에 있는 사람이 혹시 음식이나 약물을 잘못 투여하면 살 수 있는 병변(病變)이 죽을병으로 변화된다. 명맥이 내상말분에 있는 사람에게 또다시 잘못 투여하면 장수할 명이 반대로 요절할 명이 되니 의약이 이와 같으니 삼가지 않으면 안 될 것이다.

牢獄之病, 醫藥先務也, 調理次第也；內傷之病, 調理先務也, 醫藥次第也。 中風關格咽喉癰疽瘟疫, 諸般天行之病, 無論幼少壯年, 命脈在牢獄中分者, 有醫藥救急, 則源源得生, 無醫藥救急, 則個個斷死, 醫藥如此, 其不可不備也。 命脈在牢獄初分者, 或飮食藥物誤投, 則生病變為死病；命脈在內傷末分者, 一再誤投, 則壽命反為夭命, 醫藥如此, 其不可不愼也。

모든 사람이 20세 전후에 혈기가 확장되고 정욕이 급촉한 시기여서 내상도수 명맥이 퇴축(退縮)되어 뇌옥도수에 가는 첩경이 되고 뇌옥명맥이 나아가서 내상도수로 회복되는 첩경이기도 하다. 30세에는 혈기와 정욕이 이미 20대와 같지 않으며 40세면 정욕이 완만하여 명맥이 왕성한 사람은 갑자기 퇴축되지 아니하고 혈기를 수렴(收斂)하지만 명맥이 약한 사람은 나아가서 회복하기 극히 어렵다. 칠정(七情)이 편급(偏急)하고 주색이 과도한 사람은 일 년 사이에 외감도수(外感度數)의 명맥이 쉽게 내상도수에 이르게 되고 한 달 사이에 내상도수의 말분 명맥이 쉽게 뇌옥도수(牢獄度數)의 초분에 이르게 된다. 10일 사이에 뇌옥초분의 명맥이 쉽게 말분에 이르게 되는데 이 같은 사람은 비록 의약

(醫藥)이 있어도 어디에 쓰겠는가!

凡人二十前後, 血氣方張, 情慾急促之時, 則內傷命脈, 退縮於牢獄捷徑也, 牢獄命脈, 進復於內傷亦捷徑也。 三十時血氣與情慾, 已與時不同也, 四十則情慾緩安, 而命脈旺者, 猝然不退縮, 血氣收斂, 而命脈弱者, 極難進復。 七情偏急, 酒色過度者, 一年間, 外感度數命脈, 易至於內傷度數。 一月之間, 內傷末分命脈, 易至於牢獄初分。 十日間, 牢獄初分命脈, 易至於末分, 如此者, 雖有醫藥, 何所用哉!

오랜 병에 증상이 중한 사람은 성질(性氣)에 완만하게 상한 병이고 새로운 병에 증상이 중한 사람은 정욕(情慾)에 갑자기 상한 병이다. 갑자기 상한 사람은 치료가 쉽지만 시각(時刻) 역시 급하고 완만하게 상한 사람은 치료가 어려우며 세월 또한 연기된다. 오랜 병에 명맥이 약한 사람은 쉽게 살 수 있고 새로운 병에 명맥이 약한 사람은 살기 어렵다. 이 같은 사람은 어찌 된 일인가? 화(禍)가 쉬운 데서 생기기 때문이다.

久病之症重者, 性氣緩傷之病也 ; 新病之症重者, 情慾暴傷之病也, 而暴傷者, 則易治, 而時刻亦急 ; 緩傷者難治, 而歲月亦延。 久病命脈弱者易生, 新病命脈弱者難生, 如此者何也? 禍生於所易故也。

정상으로 살다가 갑자기 죽는 자는 모두 뇌옥도수의 명맥이다. 20세 전후의 병은 요절하기 가장 쉽고 40세 전후의 병은 장수를 누리기가 실로 어렵다.
허로(虛勞)가 고갈된 지경, 부종이 극심한 지경의 증상은 위경초분(危境初分)이고 허로 병에 파리하고 피곤하거나 부종이 시발(始發)된 증상 등은 뇌옥말분의 병이다. 위경초분(危境初分)의 병이 나아가서 뇌옥말분(牢獄末分)으로 회복되면 죽음을 면하고 다시 뇌옥중분으로 회복되면 위험을 면하며 또다시 뇌옥초분에 회복되면 살길이 열리고 또다시 내상중말분으로 회복되면 위태롭던 병이 장수하게 되어 차례로 회복되기 어렵지 아니하다. 이같이 반드시 십여 년의 병변을 거친 연후에야 비로소 이 지경에 이른다.

凡人起居如常, 而猝然死病者, 皆牢獄之命脈也, 二十前後之病, 夭折最易, 四十前後之病, 享壽實難。
虛勞竭境, 浮腫極境等症, 危境初分也；虛勞羸疲, 浮腫始發等症, 牢獄末分病也。 危境初分之病, 進復於牢獄末分, 則免死也, 再復於中分, 則免危也, 又再復於初分, 則生路也, 又再復於內傷中末分, 則危病得壽次第非難也。 如此必經歷, 十餘年病變, 然後方至此境也。

대체로 고질병을 면하는 것이 참으로 어렵다! 큰 소반의 물은 받들 수 있지만 하나의 마음은 받들기 어려우며 여섯 필의 말은 다루어도 한 몸을 조리하기 어려우니 고질병의 고질을 면하는 것 역시 어렵지 아니하겠는가? 30세에 명맥이 위경초분에 있거나 40세에 명맥이 뇌옥중분에 있거나 50세에 명맥이 뇌옥초분에 있고 60세에 명맥이 내상말분에 있는 사람이면 반드시 살 수 있는 이치가 있을 뿐만 아니라 반드시 살 수 있는 길이 있다. 노인병에 명맥이 뇌옥3분에 있는 사람은 급한 질병을 제외하고는 독한 약으로 입을 쓰게 하지 않는 것이 실로 의약(醫藥)의 도리에 맞는 것이다.

盖痼病免痼難矣哉! 盤水可奉而一心難奉, 六馬可調而一身難調, 痼病免痼, 不亦難乎? 三十命脈, 在危境初分, 四十命脈, 在牢獄初分者, 有可生之理, 而無必生之路。 三十命脈, 在牢獄末分, 四十命脈, 在牢獄中分, 五十命脈在牢獄初分, 六十命脈在內傷末分者, 有必生之理, 而有必生之路。

老人病, 命脈在牢獄三分者, 急疾外, 勿以毒藥苦口, 實合醫藥之理。

病變卷之二 第四統

병변권지2 제4통

태양인은 식견(識見)이 있고 소양인은 양모(量謀)가 있고 태음인은 국방(局方)이 있고 소음인은 기물(器物)이 있다. 식량(識量)이 원대한 사람은 반드시 작은 일을 삼가고 작은 일을 삼가는 사람은 자신의 수양을 삼간다. 기국(器局)이 웅장한 사람은 반드시 세밀함을 삼간다. 세밀함을 삼가는 사람은 주는 바를 삼간다.
태소음양의 천품을 부여받은 사람들이 지금 한 개 고을에 만 명이 살고 있다고 추정하면 태음인이 5천 명, 소양인이 3천5백 명, 소음인이 1천5백 명, 태양인은 10명을 초과하지 않는다.

太陽人有識見, 少陽有量謀, 太陰人有局方, 少陰人有器物。
識量遠大者, 必謹細行 ; 謹細行者, 謹自修也 ; 器局宏闊者, 必愼謹密, 愼謹密者, 愼所與也。
太少陰陽禀賦之人, 以今時一縣, 萬人數斟酌之, 則太陰人五千人也 ; 少陽人三千五百人也 ; 少陰人一千五百人也 ; 太陽人數不過十數已。

【註解】 이 구절을 이제마 선생은 "태소음양인을 지금까지 목견한 바로는 한 고을에 인구가 만 명이라고 대략 논한다면 태음인이 5천 명이고 소양인이 3천 명이며 소음인이 2천 명이고 태양인의 수는 아주 적어서 한 고

을에 3~4명 내지 10명에 불과할 것이다."라고 말하였다.

【參考】《保元-四象人辯證論》: "太少陰陽人, 以今時目見, 一縣人數, 大略論之, 則太陰人五千人也, 少陽人三千人也, 少陰人二千人也, 太陽人數絕少, 一縣中或三四人, 十餘人而已。"

공자(孔子)의 천품(天稟)은 태양이고 대우(大禹), 맹자(孟子)의 천품은 태음이며 순임금(帝舜), 자사(子思)의 천품은 소양이고 요임금(帝堯), 증자(曾子)의 천품은 소음이며 한고조(漢太祖)의 천품은 태음이고 당테종(唐太宗)의 천품은 소양이며 한광무(漢光武)의 천품은 소음이고 범려(范蠡)의 천품은 태음이며 관중(管仲)의 천품은 소양이고 안영(晏嬰)의 천품은 소음이며 황석공(黃石公)의 천품은 태양이고 사마양저(司馬穰苴)의 천품은 태음이며 태공(太公), 손무(孫武)의 천품은 소양이고 제갈량(諸葛亮), 오기(吳起)의 천품은 소음이며 이백(李白)의 천품은 태양이고 사마천(司馬遷), 두보(杜甫)의 천품은 태음이며 가의(賈誼), 이장길(李賀), 소식(蘇軾) 천품은 소양이고 반고(班固), 왕곡(王穀), 한퇴지(韓退之)의 천품은 소음이며 왕희지(王羲之)의 천품은 태음이고 류공권(柳公權)의 천품은 소양이다.

孔子稟太陽, 大禹, 孟子稟太陰, 帝舜, 子思稟少陽, 帝堯, 曾子稟少陰, 漢太祖稟太陰, 唐太宗稟少陽, 漢光武稟少陰, 范蠡稟太陰, 管仲稟少陽, 晏嬰稟少陰, 黃石公稟太陽, 司馬穰苴稟太陰, 太公, 孫武稟少陽, 諸葛亮, 吳起稟少陰, 李白稟太陽, 司馬遷, 杜甫稟太陰, 賈誼, 李長吉, 蘇軾稟少陽, 班固, 王穀, 韓退之稟

少陰, 王羲之禀太陰, 柳公權禀少陽。

태양의 지(知)는 지(知)가 과하고 중인(衆人)이 지(知)가 과한 자는 쉽게 거짓을 한다.
소음의 지(知)는 어리석어 미치지 못하고 중인(衆人)이 어리석어 미치지 못하는 자는 쉽게 인색하게 된다.
태음의 행(行)은 어짊이 과하고 중인(衆人)이 어짊이 과한 자는 쉽게 방종하게 된다.
소양의 행(行)은 불초하여 미치지 못하니 중인(衆人)이 불초하여 미치지 못하는 자는 쉽게 게으르게 된다.
공자가 천하를 두루 돈 것은 도(道)를 세우려 한 것이고 도를 세우려 한 자는 자신을 세우려 한 것이니 태양의 형상이다.
증자의 치국평천하(治國平天下)는 덕을 밝히려는 것이고 덕을 밝히려는 자는 마음을 밝히는 것이니 소음의 형상이다.
맹자의 웅변은 선(善)을 말한 것이고 선을 말하는 자는 일을 선하게 하는 것이니 태음의 형상이다.
자사의 중용(中庸)은 행(行)을 성실하게 한 것이고 행(行)이 성실한 자는 사물에 성실하니 소양의 형상이다.

太陽之知, 知而過也, 衆人之過於知者, 易為詐也。
少陰之知, 愚而不及也, 衆人之愚而不及者, 易為嗇也。
太陰之行, 賢而過也, 衆人之賢而過者, 易為放也。
少陽之行, 不肖而不及, 衆人之不肖而不及者, 易為懶也。
夫子之周遍, 立於道也, 立於道者, 立於身也, 太陽之象也。
曾子之治平, 明於德也, 明於德者, 明於心也, 少陰之象也。

孟子之雄辯, 言於善也, 言於善者, 善於事也, 太陰之象也。

子思之中庸, 行於誠也, 行於誠者, 誠於物也, 少陽之象也。

病變卷之二 第五統

병변권지2 제5통

◈·◈·◈

폐부가 왕성하면 어깨와 등이 잘 통하고 비부가 왕성하면 흉격이 통하며 간부가 왕성하면 두 옆구리가 벌어지고 신부가 왕성하면 허리와 장(腸)이 웅장하며 폐부가 쇠약하면 피모(皮毛)가 초췌하고 비부가 쇠약하면 살결이 차가워지며 간부가 쇠약하면 근맥이 시리고 신부가 쇠약하면 골수가 마른다.
폐의(肺意)가 쾌하면 능히 울고 비백(脾魄)이 건장하면 능히 노래를 부르며 간혼(肝魂)이 편안하면 능히 말을 하고 신지(腎志)가 넉넉하면 웃는다.
폐의(肺意)가 막히면 정충(怔忡)이 발작하고 비백(脾魄)이 방탕하면 정신이 어지럽고 간혼(肝魂)이 흔들리면 황홀이 발작하고 신지(腎志)가 촉급하면 건망증이 발작된다.

肺部盛則肩背暢, 脾部盛則胸膈通；肝部盛則两胁張；腎部盛則腰腸雄。

肺部衰則皮毛焦；脾部衰則肉理寒；肝部衰則筋脈酸；腎部衰則骨髓枯。

肺意快則能哭泣；脾魄壯則能歌唱；肝魂寧則能話談；腎志裕則能嘻笑。

肺意阻則怔忡作也；脾魄蕩則悗亂作也；肝魂搖則恍惚作也；

腎志促則健忘作也。

소음인은 음식이 잘 소화되면 완실(完實)하여 무병하고 소양인은 대변이 잘 통하면 완실하여 무병하며 태음인은 땀이 잘 통하면 완실하여 무병하고 태양인은 소변이 많으면 완실하여 무병하다.
소음인의 면색이 담자색이 나면 무병하고 누리끼리하면 병이 있는 것이며 태음인의 면색이 윤기 나며 자색이 나면 무병한 것이고 창백하면 병이 있는 것이다. 소양인의 면색이 윤기 나며 창백하면 무병하고 희면서 거무스레하면 병이 있는 것이며 태양인의 면색은 담백하면 무병하고 검푸르면 병이 있는 것이다.
태양인과 소음인의 피부와 살이 맑고 여위면 무병하고 탁하고 비대하면 병이 있는 것이며 태음인과 소양인의 피부와 살이 탁하고 살지면 무병하고 맑고 수척하면 병이 있다.
태양인과 소양인의 수면과 호흡이 완만하고 반듯이 누어서 고요하면 길(吉)하고 태음인과 소음인의 수면과 호흡이 웅장하고 돌아눕는 것이 유력하면 길하다.
태양인과 태음인은 신체에 땀이 많으면 무병하고 땀이 없으면 병이 있는 것이며 소양인과 소음인은 신체에 땀이 없으면 무병하고 땀이 많으면 병이 있는 것이다.
태양, 소양인은 대소변이 잘 나가면 길하고 태음, 소음인은 대소변이 잘 나가면 불길하다.

少陰人飮食善化, 則完實而無病；少陽人大便善通, 則完實而無病；太陰人汗液通暢, 則完實而無病；太陽人小便旺多, 則完實而無病。

少陰人面色, 淡紫則無病, 濁黃則有病；太陰人面色, 潤紫則無病, 蒼白則有病；少陽人面色, 潤蒼則無病, 白黑則有病；太陽人面色, 淡白則無病, 蒼黑則有病。

太陽, 少陰膚肉, 清瘦則無病, 濁肥則有病；太陰, 少陽膚肉, 濁肥則無病, 清瘦則有病。

太陽, 少陽寢眠呼吸緩端, 寬臥靜重則吉；太陰, 少陰寢眠呼吸洪壯, 轉輾有力則吉。

太陽, 太陰身體多汗則無病, 乏汗則有病；少陽, 少陰身體乏汗則無病, 多汗則有病。

太陽, 少陽大小便, 滑利則吉；太陰, 少陰大小便, 滑利則不吉。

소음인의 급병에 그 길흉을 예측하려면 마땅히 인중 혈에 땀이 나는지 안 나는지를 관찰해야 하고 소양인의 급병에 그 길흉을 예측하려면 마땅히 팔꿈치 밖에 땀이 나는지 안 나는지를 관찰해야 한다. 태음인의 급병에 그 길흉을 예측하려면 마땅히 광대뼈 위에 땀이 나는지 안 나는지를 관찰해야 한다. 태양인의 급병에 그 길흉을 예측하려면 마땅히 외신(外腎)에 땀이 나는지 안 나는지를 관찰해야 한다.

소음인이 병중에 웅장하게 외치고 냉수를 좋아하면 그 병이 비록 중하지만 종당에는 효험이 있다.

소양인이 병중에 묵묵히 안정하여 음식을 조금씩 먹으면 그 병이 비록 중하지만 종당에는 효험이 있다.

태음인이 병중에 몸이 따뜻하고 땀이 있으면 그 병이 비록 중하지만 종당에는 효험이 있다.

태양인이 병중에 복통에 설사를 하면 그 병이 비록 중하지만 종당에는 효험이 있다.
소양인이 중병 중에 입맛이 없다가 갑자기 대단히 많이 먹으면서 입맛이 있으면 이것은 괴증인데 헛손질을 하는 등 여러 가지 흉증(凶證)이 머지않아 모두 구비되면 반드시 죽는다. 다만 음식을 조금씩 먹으면 좋은 징조이다.
태음인의 급병에 몸이 차면서 온몸과 사지에 모두 땀이 크게 나면 위태한 증상이나 몸이 따뜻해지면서 정수리, 광대, 목, 등에 차례로 땀이 나면 좋은 징조이다. 태음인의 땀이 정수리에서 시작되면 기뻐할 만하고 광대뼈에서 시작되면 위험을 면하며 등에서 끝나면 병이 풀린 것이다.

少陰之急病, 欲占其吉凶, 則當觀於人中之汗不汗也；少陽之急病, 欲占其吉凶, 則當觀於肘外之汗不汗也；太陰之急病, 欲占其吉凶, 則當觀於顴上之汗不汗也；太陽之急病, 欲占其吉凶, 則當觀於外腎之汗不汗也。
少陰人病中, 雄壯叫呼, 喜飮冷水者, 則其病雖重, 終當效也。
少陽人病中, 沈替安靜, 稍稍進食者, 則其病雖重, 終當效也。
太陰人病中, 身溫有汗, 則其病雖重, 終當效也。
太陽人病中, 腹痛利泄者, 其病雖重, 終當效也。
少陽人重病中, 無口味, 忽大飽食, 有口味者, 此壞症也, 循衣摸床, 諸般凶證, 不遠皆備而必死, 但稍稍進食吉兆也。
太陰人急病, 身冷而全體四肢俱大汗者, 危證也, 但身溫而頂顴項背, 次第得汗者, 吉兆也。 太陰之汗, 始於頂者, 可喜也；仲於顴者, 免危也；終於背者, 病解也。

소양인의 병에 소변이 누렇고 붉으면 그 병이 더하여지는 것이고 태양인의 병에 소변이 누렇고 붉으면 그 병이 나아지는 것이다.
소음인의 병에 면색이 미끌미끌한 윤택이 나면 그 병이 더하여지는 것이고 태음인의 병에 면색이 미끌미끌한 윤택이 나면 그 병이 나아지는 것이다.
태양, 소양인 병에 메스꺼우며 음식을 토하면 그 병이 더하여지는데 소양인이 더욱 심하고 설사를 하고 뒤가 묵직한 사람은 그 병이 나아지는 것인데 태양인이 더욱 빠르다.
태음, 소음인의 병에 설사에 뒤가 묵직하면 그 병이 더하여지는 것인데 소음인이 더욱 심하며 구역에 음식을 토하는 사람은 그 병이 나아지는 것인데 태음인이 더욱 빠르다.
태양, 소음인은 전염병(天行時氣)에 10일 이내에 병증이 더해지고 낫지 않으면 그 병은 죽는다.
태음, 소양인은 전염병에 20일 이내에 그 병이 더해지고 낫지 않으면 그 병은 반드시 죽는다.
소음인이 평시에 자주 트림하는 것은 병이지만 곽란에 자주 트림하는 사람은 병이 풀리는 것이다.
태음인이 평시에 자주 기침하는 것은 병이지만 중병일 때에 자주 기침하는 것은 병이 풀리는 것이다.
소양인이 대변이 묽은 것은 병이지만 중병일 때에 여러 번 보는 것은 나쁜 증상이 아니다.
태양인이 소변이 순리롭지 못한 것은 병이지만 두 시간 사이에 여러 번 본다면 나쁜 증상은 아니다.
소음인이 병중에 기침 소리가 혹시 통쾌하면 비장의 기운이 왕성한 것이다.
태양인이 병중에 재채기 소리가 자주 나면 간장의 기운이 서는 것이다.
태음인이 병중에 트림이 나오면 폐장의 기운이 억눌리지 아니한다.
소양인이 병중에 방귀가 잘 나오면 신장의 기운이 핍박되지 아니한다.

少陽之病, 小便黃赤, 則其病進也；太陽之病, 小便黃赤, 則其病退也。

少陰之病, 面色膩澤, 則其病進也；太陰之病, 面色膩澤, 則其病退也。

太陽, 少陽之病, 嘔逆吐食者, 其病進也, 而少陽尤甚也；下利後重者, 其病退也, 而太陽尤速也。

太陰, 少陰之病, 下利後重者, 其病進也, 而少陰尤甚也；嘔逆吐食者, 其病退也, 而太陰尤速也。

太陽, 少陰天行時氣, 十日內, 病證有進無退, 則其病必死。

太陰, 少陽天行時氣, 二十日內, 其病證有進無退, 則其病必死。

少陰人平時, 屢噫者病也, 藿亂時, 屢噫者病解也。

太陰人平時, 屢咳者病也, 重病時, 屢咳者病解也。

少陽人大便澀滑者病也, 重病時, 屢次, 則非惡證也。

太陽人小便澀短者病也, 二時間屢次, 則非惡證也。

少陰人病中, 咳聲時快, 則脾氣旺也。

太陽人病中, 嚏響屢發, 則肝氣立也。

太陰人病中, 噫氣出張, 則肺氣不抑也。

少陽人病中, 放氣出緩, 則腎氣不促也。

소양인이 중병에 살이 비대하고 형체와 기운이 피로하면 위태한 증상이 아니고 안전한 증상이며 살이 수척하고 정신이 또렷하다면 나으려는 증상이 아니고 바로 번조하는 조증(躁證)이다.
소음인이 중병에 면색이 붉고 형체와 기운이 버거우면 흉증이 아니라 바로 길한 증상이다.
소양인이 중병에 면색이 푸르고 정신이 혼침하면 수월한 증상이 아니라 바로 함증(陷證)이다.
소음인의 두통, 발열은 병이라면 병이지만 냉설(冷泄)에 비하면 경증이다.
소양인의 복통, 체병(滯病)은 병이라면 병이지만 상한으로 인한 기침에 비하면 경증이다.
소음인 병중에 간간이 설사가 있지만 기침 소리가 크면 그 병은 중한 것이 아니라 다분히 경하다.
소양인 병중에 간간이 기침을 하지만 잘 먹고 몸이 서늘하면 그 병은 중증이 아니고 다분히 경하다.
소음인의 두통에 기색이 자주 변하면 그 병은 경한 것이 아니라 십분 중하다.
소양인의 체리병(滯痢病)에 부종이 시작되면 그 병은 경한 것이 아니라 십분 중하다.
태양인에게 몽설이 있는데 그 병은 예사로운 병이나 태음인에게 있는 몽설은 심상치 아니하다.
태양인의 복통은 반드시 그 시한이 매우 빠르고 태음인의 복통은 반드시 그 시한이 지체된다.

少陽人重病中, 膚肉肥而形氣萎憊者, 非危證也即安證也, 膚肉瘦而精神醒爽者, 非差證也, 即躁證也。

少陰人重病中, 面色紫, 而形氣煩濾者, 非凶證也, 即吉證也。

少陽人重病中, 面色青, 而精神昏沉者, 非歇證也, 即陷證也。

少陰人頭痛發熱病, 病則病也, 而比之冷泄則輕證也。

少陽人腹痛滯病, 病則病也, 而比之寒咳則輕證也。

少陰人病, 間間在泄瀉, 而咳聲雄壯, 則其病非重也, 七分輕也。

少陽人病, 間間咳嗽, 而善食身凉, 則其病非重證也, 七分輕也。

少陰人頭痛病, 氣色屢變, 則其病非輕也, 十分重也。

少陽人滯痢病, 浮腫有漸, 則其病非輕也, 十分重也。

太陽人有夢泄, 其證自尋常, 太陰人有夢泄, 其證不尋常。

太陽人有腹痛病, 限必神速；太陰人有腹痛病, 限必遲滯。

소음인에게 갑자기 설사하는 병이 있는데 설사가 3일을 넘으면 그 병은 반드시 중하다. 소양인에게 설사증이 있는데 설사가 비록 한 달이 넘어도 그 병은 경하다.

태음인은 학질에 오한이 날 때에 냉수를 마시지만 열이 날 때에는 냉수를 마시지 않는다.

소음인은 학질에 열이 날 때 냉수를 마시지만 오한이 날 때에는 냉수를 마시지 않는다.

소음인의 외감은 콧물이 아주 많고 태양인의 외감은 콧물이 너무 적으며 소양인의 외감은 사지 관절이 무겁고 아프며 태음인의 외감은 사지 관절이 약간 아프다.

태양인의 형증(形證)은 평시에 콧물이 매우 적으며 드물게 설사한다. 소양인의 형증(形證)은 운기(運氣) 병에 목덜미가 반드시 뻣뻣하고 콧물이 반드시 난다.
태양, 태음, 소음인 중 냉수를 즐겨 마시는 사람은 장기(臟氣)가 생발하는 징조이고 소양인이 냉수를 마시는 것을 좋아하면 병기(病氣)가 몹시 침범하는 조짐이다.
소양의 냉체, 소음의 조갈, 태양의 대변불통, 태음의 소변비삽은 비록 헐증은 아니지만 종당에는 위증(危證)은 아니다.
소양인의 면종(面腫), 소음인의 현운(眩暈), 태양인의 식창(食脹), 태음인의 혼권(昏倦)은 참으로 중병이지 결코 경증(輕證)은 아니다.

少陰人有暴泄病, 泄瀉過三日, 則其病必重；少陽人有久泄症, 泄瀉雖月餘, 其病輕也。
太陰人瘧疾惡寒時飮冷水, 發熱時不飮冷水。
少陰人瘧疾, 發熱時, 飮冷水, 惡寒時不飮冷水。
少陰之外感, 鼻涕太多；太陽之外感, 鼻涕太少；少陽之外感, 肢節重痛；太陰之外感, 肢節微痛。
太陽之人形證, 平居鼻涕絕少, 而大便罕泄；少陽之人形證, 運氣頸項必強, 而鼻涕必淵。
太陽, 太陰, 少陰人喜飮冷水者, 臟氣生發之徵也；少陽人喜飮冷水者, 病氣橫侵之兆也。
少陽之冷滯, 少陰之燥渴, 太陽之大便不通, 太陰之小便秘澀, 雖非歇證, 而終非危證。
少陽之面腫, 少陰之眩暈, 太陽之食脹, 太陰之昏倦, 眞是重病, 終非輕證。

눈이 밝고 손이 빠른 것은 소음인의 길한 징조이고 능히 식사를 하고 편안히 잠을 자는 것이 소양인의 길한 징조이며 살지고 땀이 많은 것은 태음인의 길한 징조이고 살이 수척하고 오줌이 잦은 것이 태양인의 길한 징조이다.

정신이 빠지어 생각이 짧은 것이 소음인의 흉증이고 말소리가 미약한 것이 태음인의 흉증이며 살이 빠지고 음식을 적게 먹는 것이 소양인의 흉증이고 살이 부었지만 많이 먹는 것이 태양인의 흉증이다.

소음인의 장기(臟氣)가 허약하면 백회혈이 반드시 바람을 싫어하고 소양인의 장기가 허약하면 무릎과 종아리에 오한이 나며 태음인의 장기가 허약하면 어깨의 근육이 반드시 여위고 태양인의 장기가 허약하면 외신(外腎)이 반드시 냉하다.

태음인의 집증에 만일 의심이 있다면 마땅히 6맥이 긴장하고 있는지를 점검하고 소양인의 집증에 만일 의심이 있다면 마땅히 밤에 잘 때에 도한(盜汗)이 있는지를 점검하고 소음인의 집증은 평소에 호흡이 정상이나 때로는 한숨을 쉬는 것이다. 태양인의 집증은 평소에 음식이 정상인데 헛구역질을 하는 것이다.

태음인의 운기병(運氣病)에 5~6일이 되도록 땀 한 방울 나오지 않으면 웅담(熊膽)을 쓰지 않을 수 없고 소양인의 운기병에 2주야간 대변이 통하지 않으면 감수(甘遂)를 쓰지 않으면 안 되고 소음인의 운기병에 7일 이내에 인중(人中)에 땀이 안 나오면 계지인삼을 쓰지 않을 수 없으며 또 소음인의 건곽란(乾藿亂)에 면색이 푸른 기를 띠고 위아래가 통하지 않으면 파두(巴豆)를 쓰지 않을 수 없고 소양인의 단독(丹毒)에 온몸에 붉은 구슬이 돋아서 번조 불안해한다면 석고(石膏)를 쓰지 않을 수 없으며 태음인의 말소리가 낮고 미약하며 가슴(胸膈)이 막히면 과체(瓜蒂)를 쓰지 않을 수 없다.
태양인 병에 태양인 약을 투약했는데 병세는 더욱 심해지고 낫지 않는 사람은 장기(臟氣)가 이미 고갈되어 그 병은 치료할 수 없다. 태음인, 소양인, 소음인도 이와 같다.

眼明手捷, 少陰之吉祥；能食安寢, 少陽之吉祥。
肉肥汗多, 太陰之吉祥；肉瘦溺數, 太陽之吉祥。
精神陷短, 少陰之凶證；語聲微弱, 太陰之凶證；肉脫鮮食, 少陽之凶證；肉浮多食, 太陽之凶證。
少陰人臟氣虛弱, 則百會穴必惡風；少陽人臟氣虛弱, 則膝脛必惡寒；太陰人臟氣虛弱, 則肩肉必瘦；太陽人臟氣虛弱, 則外腎必冷。
太陰之執證, 若有可疑, 則當占於六脈之緊張也；少陽之執證, 若有可疑, 則當占於夜睡之盜汗也；少陰之執證, 平居呼吸如常, 而有時有太息；太陽之執證, 平居飮食如常, 而有乾嘔逆。
太陰人運氣病, 五, 六日片汗不出, 則熊膽不可不用；少陽人運氣病, 二晝夜大便不通, 則甘遂不可不用；少陰人運氣病, 七日內人中不汗, 則桂參不可不用；又少陰人乾藿亂, 面色帶青, 而上下不通, 則巴豆不可不用；少陽人丹毒, 紅粒遍體, 煩燥而不寧, 則石膏不可不用；太陰人語聲微低, 而胸膈阻塞, 則瓜蒂不可不用。
太陽人病, 以太陽藥投之, 而病勢益劇, 有加無減者, 臟氣已竭, 而其病不治, 太陰, 少陽, 少陰倣此。

묻거니 수곡(水穀)이 위장에 들어가서 소화가 되는 바는 한 가지인데 소양인의 몸은 항상 열한 병에 걸리고 소음인의 몸은 항상 차가운 병에 걸리는 것은 무엇 때문인가?
대답하기를 소양인은 곡식을 받아들이는 위(胃)는 넓고 곡식을 배설하는 대장은 좁으니 비컨대 항아리 속에 술을 빚을 때 밀봉하고 재워 두면 열기가 쉽게 생기는 것과 같으며 소음인은 곡식을 배설하는 대장은 넓고 곡식을 받아들이는 위가 좁아서 비컨대 고여 있는 샘에 샘물이 계속하여 나오니 한기가 쉽게 생기는 것과 같다. 이러므로 소양인의 대변은 하루에 수차 봐도 좋지만 소음인의 대변은 2~3일에 한 번이라도 무방하다. 묻거니 소양인, 소음인이 항상 차거나 따뜻한 약을 복용하여 부족한 것을 방비하면 어떠한가?
대답하기를 소양인은 갑자기 슬픔에 상하는 것을 경계하고 때로는 담평(淡平)하거나 성질이 찬 약을 복용하고 소음인은 갑자기 기뻐하여 상하는 것을 경계하고 때로는 담평하거나 따뜻한 약을 복용하면 문무(文武)의 도가 병용되어 장구하게 다스리는 술책에 혹 근사하겠지만 만일 소양인이 슬픈 마음을 경계하지 아니하고 소음인이 기뻐하는 마음을 경계하지 않으며 약도 복용하지 아니한다면 비컨대 진시황이나 한(漢)나라 광무제(光武帝)가 법도를 무시하고 방자하게 무력을 써서 재정이 날마다 소모되어 천하를 더욱 혼란하게 만든 것과 같다.

問: 水穀之入於腸胃也, 為其所化一也, 而少陽軀殼常病於熱, 少陰軀殼, 常病於寒者何也?
曰: 少陽人, 受穀之胃闊, 泄穀之大腸窄, 譬如甕中釀酒, 宿釀密封, 則熱氣易生也；少陰人, 泄穀之大腸闊, 而受穀之胃窄譬如渟溜之水泉, 生泉益來, 則寒氣易生也, 是故少陽大便, 一日數三次益好；少陰大便, 二, 三日一次無妨。

問: 少陽, 少陰人常服寒溫藥, 以防不足則如何?

曰: 少陽人戒暴哀之傷, 而有時服淡平寒藥, 少陰人戒暴喜之傷, 而有時服淡平溫藥, 則文武並用, 長久之術, 或者近似也, 若少陽人不戒哀心, 少陰人不戒喜心, 而不服藥, 則譬如秦始皇, 漢光武窮法黷武, 財用日耗, 而四海益亂。

病變卷之二 第六統

병변권지2 제6통

장중경이 논한 상한병에서 태양상풍증(太陽傷證), 양명대실대만증(陽明大實大滿證) 및 삼음증(三陰證)은 모두 소음인의 운기병이다. 소양반표반리증(少陽半表半裏證) 및 양명열증(陽明熱證)은 모두 소양인의 운기병이다. 태양상풍에 맥이 긴(緊)하고 땀이 없는 증상은 바로 태음인의 보통 외감(外感)이다.

장중경의 반표반리병에 소시호탕을 패독산으로 바꾸는 것이 가당하고 대시호탕은 황금대황탕(黃芩大黃湯)으로 바꾸는 것이 가당하다.

태음인의 일반적인 외감(外感)에 일한(日限)이 급하면 마황이 신속하고 만일 운기병의 중증에 일한이 지연되면 웅담을 한두 차례 쓰고 생맥산으로 서서히 돕는 것이 가당하다. 소아의 두진(痘疹)도 두진이 돋기 시작하여 고름이 잡힐 때까지 일한(日限)이 있으며 모든 병이 역시 그러하다. 웅담은 가볍고 맑은 힘이 있고 마황은 촉박하는 힘이 있으니 태음인의 운기병에 정신이 강하고 기력이 지탱할 수 있으면 가히 마황을 쓸 수 있고 정신이 약하고 기(氣)가 부족하다면 웅담을 쓰는 것이 가당하다.

고질병과 오랜 병에는 약을 천천히 써야지 급하게 쓰면 안 되고 운기급병(運氣急病)에 약을 쓸 때는 마땅히 일찍이 써야지 늦게 쓰면 안 된다. 병세의 순역(順逆)을 살피고 시일이 넘어가거나 미치지 못하는가를 관찰하여서 사이를 두고 한두 첩의 약으로 시도해 보는 것이 아주 잘 하는 의사이다.
대체로 한 첩의 약으로 능히 사람을 죽일 수도 있고 살릴 수도 있다. 그러므로 장중경은 상한(傷寒)을 조심하였다. 약을 쓸 때 비록 마땅히 일찍 해야 한다고 말하지만 또한 함부로 열성약을 쓰는 것도 두려운 일이다. 대체로 옹저(癰疽)에는 숙련자가 아니더라도 오히려 괜찮지만 상한(傷寒)에는 숙련자가 아니면 안 된다.

張仲景所論傷寒病, 太陽傷風證, 陽明大實大满證, 及三陰證, 皆少陰人運氣病也。 少陽半表半裏證, 及陽明熱證, 皆少陽人運氣病也。 太陽傷風, 脉緊無汗之證, 即太陰人尋常外感也。
張仲景半表半裏病, 小柴胡湯, 易之而以敗毒散可也, 大柴胡湯, 易之而以黄芩大黄湯可也。
太陰人尋常外感, 日限速者, 则麻黄神速, 若運氣重證, 日限遲者, 熊膽一, 二次用之, 生脈散徐徐以助之可也, 小兒痘疹, 自有出痘貫膿日限, 百病亦然。 熊膽有輕清之力, 麻黄有促迫之力, 太陰人運氣病, 精神强而氣可支者, 麻黄可用 ; 精神弱而氣不足者, 熊膽可用。 痼病久病, 用藥寧緩也, 而不可急也 ; 運氣急病, 用藥宜早也, 而不可晩也。 察病勢之順逆觀時日之過不及, 間低隙以一, 二貼藥, 圖之者善之善者也。
夫運氣病, 一貼藥能殺人能活人, 所以張仲景, 謹於傷寒也。 用藥雖曰宜早也, 又恐妄意而銳者也。 盖癰疽非熟手猶可也, 傷寒非熟手不可也。

보중익기탕의 승마, 시호, 대소승기탕의 대황, 망초, 백호탕의 경미(粳米), 익원산의 생감초는 법제하여 쓰는 것이 변통에 마땅하지만 고방은 물론 불가하다. 사군자탕의 복령, 사물탕의 숙지황, 육미지황환의 산약은 쓸데없는 약이어서 주약의 약성에 해가 미치니 고방이 신방(新方)보다 못하다.

소음, 소양, 태음인 약 중에 인삼, 녹용, 경분, 사향은 그 공력(功力)이 대략 서로 같고 백출, 당귀, 구기자, 숙지황, 맥문동, 오미자는 공력이 서로 같으며 생강, 진피, 죽력, 과루인, 황금, 조각(皂角)은 대략 공력이 서로 같고 반하, 남성, 흑축, 완화, 대황, 저근피는 그 공력이 대략 서로 같으며 정향, 목향, 곽향, 주사, 황련, 초룡담, 우황, 원지, 맥문동은 공력이 대략 서로 같다.

소음해표지약(少陰解表之藥)은 경하면 총백, 소엽을 쓰고 중하면 인삼, 계지를 쓰며 소양해표지약(少陽解表之藥)은 경하면 방풍, 중하면 강활, 시호를 쓰고 태음해표지약(太陰解表之藥)은 경하면 마황, 행인을 쓰며 중하면 우황, 웅담을 쓰고 소음통격지약(少陰通膈之藥)은 경하면 도인, 당귀, 대소승기탕을 쓰며 중하면 여의단(如意丹)을 쓰고 소양통격지약(少陽通膈之藥)은 경하면 향유(香油) 피마유(蓖麻油)를 쓰며 중하면 흑축, 감수, 완화를 쓰고 태음통격지약(太陰通膈之藥)은 경하면 대황, 청몽석(青礞石)을 쓰며 중하면 조각(皂角), 과체(瓜蒂)를 써야 한다.

고방에 인삼을 외감에 쓴 것을 보면 인삼이 중초를 보하고 표를 좋게 하는 힘이 있다는 것을 알 수 있으며 고방에 황기를 허한(虛汗)에 쓴 것을 보면 황기가 중초를 튼튼하게 하고 표(表)를 실하게 하는 힘이 있다는 것을 알 수 있고 고방에 관계(官桂)를 두진(痘疹)에 쓴 것을 보면 관계가 중초를 건장하게 하고 표(表)를 통하게 하는 힘이 있다는 것을 알 수 있으며 고방에 부자(附子)를 음증설사에 쓴 것을 보면 부자가 냉을 쫓고 화(火)를 건장하게 하는 힘이 있다는 것을 알 수 있다. 대체로 이 네 가지 약은 모두 보하는 약이며 겸하여 표를 다스리는 공효도 있다.

당귀, 백작약은 약간 초하며 백출은 흙에 초하고 건강, 부자, 남성은 포(炮)하여 쓰며 황기는 구(灸)하여 쓴다. 대체로 비기(脾氣)는 완전하게 모이는 것을 좋아하지만 마구 흐트러지는 것을 싫어한다. 그러므로 무릇 약성이 너무 흩어지는 것은 혹 초(炒)하고 혹 구(灸)하거나 혹 포(炮)하여 완전하게 모이게 하여 비장의 원기를 보하여 조화롭게 한다.

고방에 약을 써 온 지 이미 오래되었는데 후인(後人)들이 참으로 옅은 식견으로 마구 위반하면 안 된다. 증상을 경험하고 맥을 진찰하는 데 대하여서는 넓게 옛 의사들의 경험을 채납하여야 하며 쪽보다 푸른 것이 쪽에서 나왔다면 나온 것이 허물이 없는 것이다.

감초를 생으로 쓰면 간장(肝)을 보하고 구(灸)하여 쓰면 비장(脾)을 보하며 지황(地黃)을 생으로 쓰면 위화(胃火)를 없애고 익혀서 쓰면 음원(陰元)을 보양(滋養)하며 수은을 유황(硫黃)과 배합하면 큰 독(大毒)을 제거하고 석고(石膏)를 경미(粳米)와 배합하면 위장(胃腸)을 편안하게 한다.

補中益气湯之升麻, 柴胡, 大小承气湯之大黄, 芒硝, 白虎湯之粳米, 益元散之生甘草制用有得變通之宜, 古方自不可。 四君子之茯苓, 四物之地黄, 六味之山藥, 贅味及害主藥之性, 古方不如新方。

少陰, 少陽, 太陰藥中, 蔘茸, 輕粉, 麝香功力略相同也；白朮, 當歸, 枸杞子, 熟地黃, 麥門冬, 五味子功力略相同也；生薑, 陳皮, 竹瀝, 瓜蔞仁, 黃芩, 皂角功力略相同也；半夏, 南星, 黑丑, 莞花, 大黃, 樗根皮功力略相同也；丁香, 木香, 藿香, 朱砂, 黃連, 草龍膽, 牛黃, 遠志, 麥門冬功力略相同也。

少陰解表之藥, 輕則葱白, 蘇葉, 重則人蔘, 桂枝；少陽解表之藥, 輕則防風, 重則羌活, 柴胡；太陰解表之藥, 輕則麻黃, 杏仁, 重則牛黃, 熊膽；小陰通膈之藥, 輕則桃仁, 當歸, 大小承氣湯, 重則如意丹；少陽通膈之藥, 輕則香油, 蓖麻油, 重則黑丑, 甘遂, 莞花；太陰通膈之藥, 輕則大黃, 青礞石, 重則皂角, 瓜蒂。

觀古方之用人蔘於外感, 則人蔘有補中善表之力可知也。

觀古方之用黃芪於虛汗, 則黃芪有固中實表之力可知也。

觀古方之用官桂於痘疹, 則官桂有壯中達表之力可知也。

觀古方之用附子於陰證泄瀉, 則附子有逐冷壯火之力可知也, 盖四藥皆補藥而兼表功。

當歸, 白芍藥微炒, 白朮土炒, 乾薑, 附子, 南星炮用, 黃芪炙用。

盖脾氣喜完聚, 而忌横散, 故凡藥性之過於横散者, 或炒或炙或炮, 使完聚而保和脾元。

古方用藥, 經歷已久, 後人真不可以淺見而妄違之。 至於驗證診脈, 博採古醫經驗, 青於藍而出於藍, 則出於無咎。

甘草生用則補肝, 炙用則補脾, 地黃生用則清胃火, 熟用則滋陰元, 水銀配硫黃, 則除大毒, 石膏配粳米, 則安腸胃。

태음인의 약은 밖으로 통하게 하는 것이 마땅하지만 중초를 굳게 함은 마땅하지 않고 태양인의 약은 중초를 평화롭게 하는 것이 마땅하지만 밖으로 통하게 하는 것은 마땅하지 않으며 소음인의 약은 중초를 따뜻이 하는 것이 마땅하지만 장(腸)을 서늘하게 하는 것은 마땅하지 않고 소양인의 약은 장을 서늘하게 하는 것이 마땅하지만 위를 따뜻이 하는 것은 마땅하지 않다.
평담한 약은 오래 복용할 수 있지만 편벽한 약은 오래 복용할 수 없다. 병이 있는 사람은 약을 복용할 수 있고 병이 없는 사람은 약을 복용하지 말아야 한다.

太陰之藥, 宜通外, 而不宜固中；太陽之藥, 宜和中, 而不宜通外；少陰之藥, 宜温中, 而不宜淸腸；少陽之藥, 宜淸腸, 而不宜温胃。
平淡之藥, 可以久服；偏僻之藥, 不可以久服；有病之人, 可以服藥；無病之人, 不可以服藥。

【註解】이 구절은 사상인 약물 선택의 원칙을 제시한 매우 중요한 논문이다.
통외(通外)란 토(吐)하게 하거나 설사를(泄瀉) 하게 하거나 발한(發汗)을 일으키는 것을 이르는 말이며 고중(固中)이란 중초의 비위(脾胃)를 튼튼하게 한다는 뜻으로 황기는 고중실표(固中實表)하는 힘이 있고 인삼은 보중선표(補中善表)하는 힘이 있으며 관계는 장중달표(壯中達表)하는 힘이 있고 부자는 축냉장화(逐冷壯火)하는 힘이 있다고 하였다. 청장(淸腸)이란 胃와 腸의 열을 없앤다는 뜻이고 온위(溫胃)란 위와 장(腸)을 따뜻하게 한다는 뜻이다. 말하자면 태음인에게는 중초를 보(補中)하거나 중초를 튼튼하게(固中) 하거나 중초를 따뜻(溫中)하게 하는 소음인 약과 유사한 약은 마땅치 아니하고 태양인에게는 토하게 하거나 설하게 하거나 땀을 내게 하는 태음인 약과 유사한 약을 쓰는 것이 마땅치 아니하며 소음인에게는 위(胃)와 장(腸)에 열(熱)을 내리게 하는 소양인의 약과 유사한 청열해독(淸熱解毒) 약을 쓰는 것은 마땅하지 아니하고 소양인에게는 중초를 보하거나 따뜻하게 하거나 튼튼하게(固中) 하는 소음인 약과 유사한 약을 쓰는 것이 마땅하지 아니하다는 논술로 사료된다.

작약, 당귀는 소음인의 약이니 초(炒)하여 쓰는 것이 마땅하고 황백, 지모는 소양인의 약이니 생으로 쓰는 것이 마땅하다. 인삼, 지황은 중초를 보하는 약이니 낮에 복용하는 것이 마땅하고 마황, 소엽은 발표약이니 밤에 복용하는 것이 마땅하다. 그러나 병세가 핍박하다면 시간에 구애될 필요는 없다. 중풍, 관격, 인후, 옹저(癰疽) 등 여러 가지 급한 병에는 시각을 잃어버리기 쉬우니 속히 의원을 불러 침이나 약을 쓰되 매우 민첩해야만 반드시 병을 잡을 것이다. 상한, 학질, 황달, 두진(痘疹) 등 여러 가지 예의 병에는 시일에 한정이 있으니 서서히 병증의 순역을 보면서 엄밀히 대비해야 한다.

芍藥, 當歸少陰之藥, 炒用得當；黃柏, 知母少陽之藥, 生用得當；人蔘, 地黃補中之藥, 晝服得當；麻黃, 蘇葉發表之藥, 夜服得當, 然病勢迫, 則不必拘時。 中風, 關格, 咽喉, 癰疽諸般急病, 時刻易失, 速呼鍼藥之, 猛捷者必中之。 傷寒, 瘧疾, 黃疸, 痘疹諸般例病, 時日有限, 徐觀病證之順逆而密備之。

장기(臟氣)는 주인이요, 약기(藥氣)는 손님이다. 장의 기운(臟氣)이 3배이고 약의 기운이 1배가 되면 그 병이 바로 숨어 버리고 장의 기운이 2배이고 약의 기운이 1배가 되면 약의 힘이 쉽게 날 것이나 장의 기운과 약의 기운이 서로 적이 되면 그 승부(勝負)수를 알지 못할 것이다. 장기(臟氣)와 더불어 약기(藥氣)가 대적을 못 하면 창을 거꾸로 하는 변고를 즉각 기다리게 될 것이다. 그러므로 소양인에게 수은을 가볍게 쓸 수 없고 소음인에게 인삼, 부자를 자주 쓸 수 없다. 벽을 바르는 객토(客土)와 주토가 완합이 되지 않으면 석 달 뒤에 객토와 주토가 모두 떨어지게 된다. 장을 보하는 약기(藥氣)와 장기(臟氣)가 완합이 되지 않으면 한 반년 뒤에 약기와 장기가 모두 고갈된다.

그러므로 크게 보하는 경분, 인삼, 녹용 등의 약은 자주 쓰지 말아야 한다. 쓴 사람이면 한두 해 사이에 더욱 극심하게 몸을 섭생(攝生)하여 약기와 장기가 완합(完合)이 되기를 기약한 연후에야 우환이 없게 될 것이다. 화(禍)는 쉬운 데서 생기고 병은 조금 나은 데서 더하게 된다고 하였는데 이것을 두고 한 말이 아니겠는가? 맹자는 "그대는 도(道)를 향하지 아니하고 인(仁)에 뜻을 두지 않는 것은 억지로 전쟁을 하여 땅을 더 구하는 이것이 걸왕(桀)을 보좌하고 걸왕을 부(富)하게 하는 것이다."

맹자의 가르침으로 비유하여 말하면 병든 사람이 생각(思慮)을 맑고 깨끗하게 하지 아니하며 주색을 엄금하지 아니하고 보약을 구하여 기(氣)를 더하는 이것은 병을 보하고 병을 많아지게 하는 것이다.

아침 먹은 것이 다 소화되면 음식 기운(食氣)이 안정된다. 때로는 굶었다가 때로는 배를 불리면 위기(胃氣)가 편안하게 된다. 이것이 음양의 도(道)이며 밤과 낮의 형상이다. 고양진미로 항상 배를 불리면 양(陽)만 있고 음(陰)이 없는 것이다. 보약(補藥)을 항상 복용하면 낮만 있고 밤이 없는 격이다. 이런 까닭에 병이 있으면 약을 먹고 무병한 사람은 약을 먹을 수 없다. 오곡(五穀)의 성질은 담담하고 평화롭지만 항상 배부르면 해로운데 하물며 약이야 이를 말이 있겠는가! 비하자면 겨울에 따뜻하고 배부르게 먹으며 더욱 두텁게 입는다면 신체가 따뜻하고 배부른 데 습관이 되어 더욱 추위를 견디지 못하게 되는데 사람의 위(胃)와 장(腸)도 역시 이와 같다. 단종으로 복용하는 약은 많이 먹어도 되지만 오래도록 복용할 약은 많이 먹으면 안 된다. 흉격을 통하게 하는 약(通膈之藥)은 불과 한두 차례 써야 하고 발표약(發表之藥)은 불과 한두 차례만 써야 하며 담을 삭이는 약(化痰之藥)은 불과 10첩이나 20첩을 쓰고 허한 것을 보하는 약(補虛之藥)은 불과 40첩이나 50첩을 쓰되 한두 달 사이를 두거나 혹 서너 달 사이를 두고 병세를 관찰하고 다시 복용하는 것이 맞다.

인삼, 복영, 구기자, 국화 등 약성이 담평(淡平)하여 병이 있다면 오래 복용하거나 늘 복용할 수 있지만 역시 어떤 때에는 간혹 끊어서 본장(本臟)의 평상적인 기운을 안정시켜야 한다. 탐욕(貪慾)은 어리석은 망상이고 이기(利己)는 해물이다. 진시황의 마음과 같은 자는 반드시 보약을 많이 구하여 널리 그 몸을 보하는데 이렇게 그 몸을 보한들 무슨 소용이 있겠는가? 하물며 보약을 항상 먹으면 유해무익(有害無益)하다.

옛날 사람들 중 항상 황정이나 구기자를 복용하고 수명을 연장하였다는 사람이 있는데 이 역시 세상을 피하여 청담하게 살았다는 적송자의 무리였을 것이다.

臟氣主也, 藥氣客也。 臟氣三倍, 而藥氣一倍, 則其病即遁也; 臟氣二倍, 而藥氣一倍, 則藥力易達也; 臟氣與藥氣相敵, 則勝

負之數, 未可知也；臓氣與藥氣不對敵, 則倒戈之變, 可立而待也, 所以少陽之水銀, 不可以輕用, 少陰之蔘, 附不可以屢用。

塗壁之客土與主土, 不成完合, 則數三月後, 客土與主土俱落。補臓之藥氣與臓氣, 不成完合, 則一半年後, 藥氣與臓氣俱竭, 故峻補輕粉, 蔘, 茸等藥, 不可屢用, 用之者, 一, 二年間, 尤極攝身, 期於藥氣與臓氣完合, 然後可保無虞。 禍生於所易, 病加於少愈者, 非此之謂乎? 孟子曰: "君不嚮道, 不志於仁, 而求為之強戰益地是輔桀富桀也。"；孟子教以譬諭之曰: 病人未清浄思慮, 不嚴禁酒色, 而求為之補藥益氣, 是補病富病也。

朝食盡化, 則食氣安矣；時飢時飽, 則胃氣安矣。 此陰陽之道也, 晝夜之像也。 粱肉常飽, 則陽而無陰也；補藥常服, 則晝而無夜也。 是故有病者, 可以服藥, 無病者, 不可以服藥。 五穀之性雖淡平, 常飽則有害, 况藥乎? 譬如冬日温飽益厚者, 身體習慣温飽, 益不耐寒, 人之腸胃亦如此。 單服之藥, 可以大服；久服之藥, 不可以大服。 通膈之藥, 不過一, 二次；發表之藥不過一, 二次, 化痰之藥, 不過一, 二十貼；補虚之藥, 不過四, 五十貼, 間一, 二月, 或間三, 四月, 觀其病勢, 又服之可也。

蔘, 苓, 杞, 菊等藥性淡平, 有病可以久服常服, 而亦有時間斷, 以安本臓平常之氣。

有一種貪慾痴妄利已害物, 如秦始皇之为心者, 必多求補藥, 而廣補其身, 如此者, 補其身而何所用之乎? 况補藥常服, 則有害無益者乎。 古人有常服黄精, 枸杞子而延齡者, 抑亦清淡遺世赤松子之徒歟!

소양인이 일단 슬픈 마음에 치우치면 경솔하게 사무를 이탈하여 거처를 망각한다. 그러므로 소양인은 더욱이 여색을 좋아하면 안 된다.

태음인이 일단 즐거운 마음에 치우치면 경솔하게 거처를 떠나서 사무를 망각한다. 그러므로 태음인은 더욱이 재물을 좋아하지 말아야 한다.

태양인이 일단 노한 마음에 치우치면 경솔하게 교우를 이탈하여 당여를 망각한다. 그러므로 태양인은 더욱이 술을 좋아하면 안 된다.

소음인이 일단 기쁜 마음에 치우치면 경솔하게 당여를 이탈하여 교우를 망각한다. 그러므로 소음인은 더욱이 권세를 좋아하지 말아야 한다.

주색재기(酒色財氣)는 옛날부터 경계하는 바로 인간의 함정이다. 주색에 절도가 없는 자는 소년 시기에 수명을 재촉하게 되고 재물과 오기(傲氣)에서 돌아서지 않으면 중년 시기에 수명을 재촉하게 된다. 한 몸의 요절과 재앙에서 주색이 재물과 오기(傲氣)의 어른(尊丈)이 되고 전반적인 재앙에서는 재기(財氣)가 주색의 맏형이 된다. 술에 빠지면 세상만사를 등한시하며 여색에 미혹되면 거처가 군색하게 되며 술의 독으로 여색에 패망하거나 술병과 더불어 여색을 걱정하는 이 두 기지가 서로 다 적이 된다. 이렇기 때문에 주색의 위해가 가장 크다는 것이다.

술에 방종하여 세상사를 등한시하고 우환을 망각하면 우환이 영원히 오지 않아 장기(臟氣)가 손상되지 않을 것 같지만 도리어 크게 손상되는 것은 무엇 때문인가? 대답하기를 사람의 마음은 아주 영리하여 비록 스스로 속이려고 하여도 종당에는 속일 수 없게 된다. 그러므로 우환이 있으면 변통(變通)을 한 연후에야 장기

(臟氣)가 편안하게 된다. 만일 우환을 망각하려 하면 우환이 산처럼 더욱 쌓인다. 비록 겉으로는 태연한 척하며 억지로 망각하려 하나 마음속이 군색하고 혼란해져서 실제로는 칼로 베이는 것 같다. 이렇기 때문에 술의 위해가 가장 크다는 것이다.

少陽人, 一偏哀心, 輕脱事務, 而忘却居處, 故少陽人, 尤不可好色。

太陰人, 一偏樂心, 輕脱居處, 而忘却事務, 故太陰人, 尤不可好貨。

太陽人, 一偏怒心, 輕脱交遇, 而忘却黨與, 故太陽人, 尤不可好酒。

少陰人, 一偏喜心, 輕脱黨與, 而忘却交遇, 故少陰人, 尤不可好權。

酒色財氣, 自古所戒, 人間陷井。 酒色無度者, 少年促壽 ; 財氣不返者, 中年促壽。 一身夭禍, 酒色為財氣尊丈 ; 全局殃孽, 財氣為酒色伯兄。 縱酒則遺落世事, 惑色則居處窘迫, 酒毒色敗, 與酒患色憂, 两相均敵, 此所以酒色之為害最大。

縱酒而遺落世事, 忘却憂患, 則憂患永不來, 臟氣似不損傷, 而反大損傷何耶? 曰: 人心至靈, 雖欲自欺, 終不欺得, 故有憂患, 則變通之然後, 臟氣安活也。 若忘却憂患, 則憂患益積如山, 雖外面安置天然, 強為忘却, 而心中窘迫錯亂, 實如刀割, 此所以酒之為害最大。

태음인은 감국(甘菊) 창포(菖蒲) 소주를 빚고 소음인은 계피 탁주를 빚어서 부지런히 일하고 여가에 때로 보내 주면 좋다. 태양인은 포도(葡萄) 미후도(獼猴桃) 청주를 빚고 소양인은 생지황(生地黃) 구기자 약주를 빚어 잔치를 할 때에 여러 사람과 함께 즐기면 좋다.
소음인은 돼지고기와 국수는 꺼리고 닭은 꺼리지 않고 소양인은 닭과 술은 꺼리지만 돼지는 꺼리지 않는다. 태음인은 국수는 꺼리지만 술은 꺼리지 않고 태양인은 술을 꺼리지만 국수는 꺼리지 않는다. 그러나 이것은 평상시를 두고 하는 말이지 만일 질병이 있다면 태소음양인 모두 술을 가까이하면 안 된다. 소주는 태음인의 좋은 약이지만 간혹 식사할 때에 한 잔씩 들면 체(滯)를 없애고 기를 통하게 하는 데 족하지만 만일 매일 십여 잔을 마시고 오래도록 취한다면 좋은 약이 도리어 독약이 된다.

太陰人釀甘菊菖蒲燒酒；少陰人釀桂皮濁酒, 勤幹之餘, 有時遺與則吉也。 太陽人釀葡萄獼猴桃清酒；少陽人釀生地黄枸杞子藥酒, 宴享之時, 與衆人同樂則好也。
少陰人, 忌猪麵而不忌雞；少陽人, 忌雞酒而不忌猪；太陰人, 忌麵而不忌酒；太陽人, 忌酒而不忌麵。 然此則平常時所論也, 若疾病則太少陰陽人, 皆不可近酒。
燒酒為太陰人好藥, 間或飯時一杯, 則消滯通氣足也, 若每日長醉十餘杯, 則好藥反為毒藥。

소양인의 수은을 소음인의 인삼, 황기에 비하면 약력이 배나 더하며 그 배나 더한 약력 때문에 병 치료가 비록 빠르지만 그 위해 역시 크니 약을 쓰는 사람은 예사롭게 보지 말아야 한다. 수은이 살충을 하는 약효가 있는데 일찍이 두창(頭瘡)으로 여러 해

낫지 않은 소음인이 수은을 쐬고 효과를 본 것을 보았다. 그러나 소음인은 완실한 자라고 하여도 밖이 허(外虛)하다면 경솔하게 쓸 수 없다. 경분을 복용하거나 수은을 쐬는 사람은 반드시 제사와 재계를 하고 지극히 공경하고 조심하여 한두 달 사이에는 임의대로 바람을 맞거나 냉한 것을 접촉하지 말고 세수를 하고 옷을 갈아입거나 머리를 빗지 말아야 하며 이 금기를 범하면 죽는다. 경분(輕粉)에는 큰 독이 있으니 명맥이 약한 사람은 쓸 수 없는데 만일 부득이 써야 한다면 감당할 수 있는지를 작게 시험한 연후에 기회를 보아서 도모하는 것이 가당하다.

少陽人之水銀, 比諸少陰人之蔘芪則藥力加倍, 而其加倍之藥力, 故療病雖捷, 為害亦大, 用之者, 不可以尋常視之也。 水銀有殺蟲之效, 曾見少陰人頭瘡, 累年不愈者, 有熏水銀而得效者, 然少陰人完實者, 外虛不可輕用也。 服輕粉熏水銀者, 必祭祀齊戒, 極敬極愼, 一, 二月間, 不可任意, 冒風觸冷, 洗手易衣梳頭, 犯此忌者必死。 輕粉有大毒, 命脈弱者, 不可用, 若不得已用之, 則小嘗試之而可堪, 然後見機而圖之可也。

삼군(三軍)의 행동에 모략이 없이 당당하면 패망하고 준비가 있어 정정하면 이긴다.
천만 사람의 병을 구원하는 것을 두 마디로 결단하여 말하면 예방이란 두 글자만 한 것이 없다.
묻거니 사람의 심술(心術)이 선(善)하고 악한 것이 장수와 요절에 관계가 있는가? 답하기를 한 개 나라에서 심술이 착한 사람이 국권을 잡으면 온 나라의 심기(心氣)가 모두 활발하게 되어 인민들이 대체로 장수하지만 심술이 악한 자가 국권을 잡으면 온 나라의 심기가 모두 감옥처럼 군색하여 인민들이 대체로 단명할 것이며 한 개 나라, 한 개 시골, 한 개 가정도 역시 그러할 것이다. 한 나라에서 충신과 간신이 서로 싸우면 살육(殺戮)이 반드시 나타나고 한 가정에서 선과 악이 서로 업신여기면 상망(喪亡) 역시 따른다. 이러므로 착하게 나라를 근심하는 사람이라면 능히 충성과 간사함을 보아 내서 잘 피하고 가정을 잘 아끼려는 사람이면 일찍 선과 악의 징조를 분별하고 좋게 처사하여야 한다.

무릇 병든 사람이 고질이나 오랜 병에 걸려 있어야 후회가 많다. 착한 마음을 내어 병 치료를 제일 첫 번째 일로 삼고 기타 천만 가지의 일은 두 번째 일로 하라! 이같이 하는 사람은 명맥이 비록 심히 약하지만 회생이 가까이 와서 응할 것이다. 병인이 고질병과 오랜 병에 걸려서도 욕심이 많고 후회는 적으며 남이 받들어 주는 것을 기뻐하고 치료는 두 번째 일로 여기며 허다한 호화사치와 외욕을 제일 첫째가는 일로 삼는 이런 자들은 명맥이 비록 심하게 약하지 않아도 마음에 회생할 희망이 없는 것이다.

三軍之行, 無慮蕩蕩則敗, 有備正正則勝, 救病千萬, 以两言而决之曰: 莫如預防二字。

問人之心術善惡, 有關壽夭乎? 曰: 一國之中, 心術善者持國, 則一國心氣, 皆活潑而人民多壽；心術惡者持國, 則一國心氣, 皆牢窘促而人民多夭, 一邦一鄉一家亦然。

一國之中, 忠佞並争, 則殺戮必至；一家之中善惡相凌, 則喪亡亦隨。 是故善憂國者, 能看忠邪之漸而善避之, 善憂家者, 早辨善惡之兆而善處之。

凡病人在痼病久病, 後悔多, 善心發以療病為第一事件, 其他千萬事, 為第二事件, 如此者, 命脈雖甚弱, 庶有回生之應也。 病人在痼病久病, 慾心多, 後悔少, 喜人承奉, 以療為第二事件, 以許多豪侈外慾, 為第一事件, 如此者, 命脈雖不甚弱, 心無回生之望也。

藥方卷之三 第一統
약방권지3 제1통

◈·◈·◈

少陽人藥方(소양인약방)

• 패독산

소양인의 외감병을 치료한다. 본방에 석고 2돈을 가미하면 석고패독산이라 명하는데 운기병과 학질에 열이 많고 한(寒)이 적은 증상을 치료한다. 여기에 시호 1돈을 더 가미하면 시호패독산이라 명하는데 치료는 위와 같다. 저령 1돈을 가미하고 목통 1돈을 더 가미하면 목통패독산이라고 명하는데 부종을 치료한다. 현삼 1돈을 가미하면 현삼패독산이라고 명하는데 인후병을 치료한다. 3첩의 약을 합하여 솥에 넣고 물 세 큰 사발을 두고 달여서 한 큰 사발이 되면 3회로 나누어 복용하거나 한 번에 모두 복용한다. 3회로 나누어 복용하려면 미리 달여 두었다가 오한이 발작할까 말까 할 때에 1회 복용하고 한 식경을 사이에 두고 오한이 크게 발작할 때에 또다시 1회를 복용하고 또 한 식경 사이를 두고 다시 1회 복용한다. 만일 달이는 약이 미치지 못하여 오한이 이미 발작했다면 오한이 크게 발작할 때에 한꺼번에 다 복용한다.

유행성(天行) 돌림병을 장중경은 모두 상한병이라고 칭하였으나 지금 와서 운기종속이라고 칭하는 것도 무방하다. 그러므로 병

명을 달리 부른다.
강활, 독활, 시호, 전호, 목통, 차전자, 생지황, 적복령, 방풍각 1돈, 형개 5푼, 감초 3푼.

- **敗毒散**

治小陽人外感。 本方加石膏二錢, 名曰石膏敗毒散, 治運氣與瘧疾熱多寒少之証；益加柴胡一錢, 名曰柴胡敗毒散, 治上同；加猪苓一錢, 益加木通一錢, 則名曰木通敗毒散, 治水浮腫；加玄蔘一錢, 名曰玄蔘敗毒散, 治咽喉。 合同三貼藥, 置釜鼎中, 用水三大碗, 煮成一大碗, 分三次, 或一次頓服。 分三次服者, 預煎藥, 惡寒欲發未發之時, 一次服, 間一食頃, 惡寒大發時, 又一次服, 又間食頃, 又一次服。 若煮藥未及, 而惡寒已發, 惡寒大發時, 一次頓服。 天行時氣之病, 張仲景盡稱傷寒病, 今俗稱運氣從屬無妨, 故病名異稱。

羌活, 獨活, 柴胡, 前胡, 木通, 車前子, 生地黄, 赤茯苓, 防風各一錢, 荊芥五分, 甘草三分。

【註解】이 처방은 송나라 때《太平惠民和劑局方》에 수록된〈人參敗毒散〉에서 유래되어 朱肱의《活人書》와 원(元)나라 때 왕호고(王好古)의《医垒元戎》에도 수록되어 있다.

【參考】《和劑局方-卷之二》"治傷寒時氣, 頭痛項強, 壯熱惡寒, 身體煩疼, 及寒壅咳嗽, 鼻塞聲重, 風痰頭痛, 嘔噦寒熱, 並皆治之。柴胡(去苗) 甘草(爁) 桔梗 人參(去蘆) 川芎 茯苓(去皮) 枳殼(去瓤, 麸炒) 前胡(去苗, 洗) 羌活(去苗) 獨活(去苗)。上十味, 各三十兩, 為粗末, 每服二錢, 水一盞, 入生薑,薄荷各少許, 同煎七分, 去滓, 不拘時候, 寒多則熱服, 熱多則溫服。”

- **육미지황탕**

내상의 허로와 허손을 치료한다. 본방에 지골피, 패모각 1돈을 가미하면 지골피지황탕이라고 명하는데 도한(盜汗), 해수(咳嗽)를 치료하고 황백, 지모 각 2돈을 가미하면 지백지황탕이라고 명하는데 음허로 인한 변혈(便血)을 치료하며 우슬, 차전자각 1돈을 가미하면 수종(水腫)을 치료하고 죽력(竹瀝), 생지황을 가미하면 토혈(吐血)을 치료한다. 허손(虛損)에는 15일에 30첩을 복용하고 허로(虛勞)에는 150일에 300첩을 복용하되 물 세 표주박을 두고 달여서 한 표주박이 된 다음 숯불에 진하게 달여 반으로 줄면 공복에 하루 두 번 복용한다.

숙지황 4돈, 산수유, 구기자 각 3돈, 백복영, 택사 각 2돈, 목단피 1돈.

- **六味地黃湯**

治內傷虛勞虛損。 本方加地骨皮, 貝母各一錢, 名曰地骨皮地黃湯, 治盜汗, 咳嗽；加黃柏, 知母各二錢, 名曰知柏地黃湯, 治陰虛便血；加牛膝, 車前子各一錢, 治水腫；加竹瀝, 生地黃, 治吐血。 虛損者, 十五日三十貼服之；虛勞者, 百五十日三百貼服之, 用水三瓢, 煮成一瓢, 炭火濃煎半, 空心日再服。

熟地黃四錢, 山茱萸, 枸杞子各三錢, 白茯苓, 澤瀉各二錢, 牧丹皮一錢。

【註解】 이 처방은 장중경의 《금궤요략》의 〈腎氣丸〉에서 비롯된 것이다.

《正傳》, 《寶鑑》, 《綱目》, 《得效》에 모두 六味地黃丸으로 전재되어 있다. 아마 이제마 선생이 환제를 탕제로 만든 것이 아닌가 사료된다.

- **소독산화탕**

아이들의 두진(痘疹), 은진(癮疹)을 치료한다. 본방에 석고, 생지황을 가미하면 화(火)를 없애는 효력이 더욱 크게 된다. 아이들의 치료는 어른들과 다르니 약을 너무 세게 써도 안 되며 약을 먹일 때에는 달래야 하지 겁을 주거나 억압해서는 안 된다.

현삼, 지골피, 연교, 황련, 산치자, 방풍, 형개, 우방자 각 1돈.

- **消毒散火湯**

治小兒痘疹, 癮疹。 本方加石膏, 生地黃, 淸火之力尤大。 治小兒異於大人, 用藥不可太峻, 服藥時可以誘導, 不可刦抑。

玄蔘, 地骨皮, 連翹, 黃連, 山梔子, 防風, 荊芥, 牛蒡子各一錢。

- **삼황석고탕**

삼초의 적열(積熱)로 홍사단독(紅絲丹毒)이 사지와 몸에 퍼졌거나 혹은 홍두진독(紅痘疹毒)이 흉벽에 다 퍼진 이 두 증상은 모두 중한 증세이니 급하게 치료하지 않으면 안 되는데 이 처방을 주로 쓴다. 본방에 강활, 방풍, 형개, 우방자를 가미하면 해독하는 효력이 더욱 크다.

석고, 생지황, 산치자, 황련, 황백 각 2돈.

- **三黃石膏湯**

治三焦積熱, 紅絲丹毒, 走脛肢體, 或紅痘疹毒, 遍満胸壁, 二證俱是重證, 不可不急治, 此方主之。 本方加羌活, 防風, 荊芥, 牛蒡子, 解毒力尤大。

石膏, 生地黃, 山梔子, 黃連, 黃柏各二錢。

> **· 사청환**
>
> 어른의 중풍과 아이들의 급경풍을 치료한다.
>
> 현삼, 산치자, 황련, 초룡담, 강활, 방풍 각 1돈.

· 瀉青丸

治大人中風, 小兒急驚風。

玄蔘, 山梔子, 黃連, 草龍膽, 羌活, 防風各一錢。

【註解】 이 처방은 《小兒藥證直訣》에서 유래되었으나 이제마 선생이 가감, 수정하여 초본(初本)에 수록해 넣은 것 같다.

【參考】 宋-錢乙 《小兒藥證直訣》 "瀉青丸 治肝經實熱, 急驚搐搦。羌活(按用羌活者, 壬乙同歸一治也) 大黃(瀉諸實熱) 川芎(入手足厥陰, 辛以緩肝) 山梔仁(瀉心火, 實則瀉其子也) 龍膽草(炒, 益肝膽氣, 止驚) 當歸(入足厥陰, 以其用藏血也) 防風(各等分)上為末, 煉蜜丸, 芡實大。每服半丸, 煎竹葉湯入砂糖化下。"

> **· 소양이수탕**
>
> 수종을 치료한다. 본방에 흑축을 가미하면 수종을 내리게 하는 효력이 더욱 커진다. 풍한외습(風寒外襲)이 중하면 강활을 주약으로 하고 수기(水氣)가 굳게 맺혀서 중하면 흑축을 주약으로 해야 한다.

강활, 방풍, 저령, 택사, 적복영, 목통, 황백 각 3돈.

• **少陽利水湯**

治水腫。 本方加黑丑, 下水之力尤大。 風寒外襲者為重, 則羌活為主藥 ; 水氣固結者為重, 則黑丑為主藥。

羌活, 防風, 猪苓, 澤瀉, 赤茯苓, 木通, 黃柏各三錢。

• 오령산

운기병에 열이 방광에 맺혔을 때나 여름철 복통, 설사를 치료한다.

택사, 적복영, 저령 각 2돈, 활석, 시호 각 1돈.

• **五苓散**

治運氣熱結膀胱, 夏月腹痛泄瀉。

澤瀉三錢, 赤茯苓, 猪苓各二錢, 滑石, 柴胡各一錢。

【註解】이 처방은 이제마 선생이 《상한론》의 원방에서 백출과 계지를 빼고 활석과 시호를 가미하여 만든 소양인 처방이다.

【參考】《傷寒論-71條》"太陽病，發汗後，大汗出、胃中幹、煩躁不得眠，欲得飲水

者，少少與飲之，令胃氣和則愈；若脈浮、小便不利、微熱、消渴者，五苓散主之。

豬苓(去皮，十八銖) 澤瀉(一兩六銖) 白術(十八銖) 茯苓(十八銖) 桂枝(去皮，半兩)。上五味，搗為散，以白飲和服方寸匕，日三服。多飲暖水，汗出

愈，如法將息。

• **익원**
더위로 인한 복통을 치료한다.
활석말 2돈 5푼, 감초말 5푼, 주사말 1푼.

• **益元散**

治暑氣腹痛。

滑石末二錢五分, 甘草末五分, 朱砂末一分。

【註解】이 처방은 유하간(劉河間)이 처음 창안한 것인데 나중에 여러 의서에 전재되었다.

【參考】《古今醫鑒》"益元散一名六一散)〔批〕(按此方祛暑利水之劑)治中暑身熱嘔吐, 煩躁不寧, 小水赤黃, 大便泄瀉, 善解暑毒。凡盛暑之時, 雖不病, 亦宜散。
白滑石(六兩, 水飛) 大粉草(一兩, 微炒)上為細末, 每服三錢, 加蜜少許, 熱湯冷水任下。"

• **도적산**
외감병에 속이 열하고 그 증상이 눈이 붉고 두통이 나며 소변이 붉으며 잘 나가지 않는 것을 치료한다.
생지황 3돈, 목통 2돈.

- **導赤散**

治外感, 内熱, 其証目赤頭痛, 小便赤澀。

生地黄三錢, 木通二錢。

【註解】 이 처방은 《국방(局方)》에 수록되었으며 나중에 《만병회춘》에도 전재되어 있다.

【參考】《和劑局方》"導赤散 治大人, 小兒心經內虛, 邪熱相乘, 煩躁悶亂, 傳流下經, 小便赤澀, 淋澀, 臍下滿痛。生幹地黃 木通 甘草(生, 各等分) 上 蚊咀。每服三錢, 水一盞, 竹葉少許, 同煎至六分, 去滓, 溫服, 不拘時服。"

- **백호탕**

운기병에 열이 나면서 번조하고 발광하는데 열번(熱煩)이 때가 지나면 발광이 되고 발광이 때가 지나면 위태로워지니 우선 패독산을 쓰고 나중에 이 처방을 써야 한다.

소음인의 발광에는 승기탕을 주로 쓰고 소양인의 발광에는 이 처방을 주로 써야 한다. 열번(熱煩)에는 두세 첩을 연이어 복용하고 발광에는 5~6첩을 연이어 복용해야 한다.

석고 4돈, 지모 2돈, 경미(粳米) 조금.

- **白虎湯**

治運氣, 熱煩發狂, 熱煩過時則發狂 ; 發狂過時則危, 先用敗毒散, 後用此方。 少陰人發狂, 承氣湯主之 ; 少陽人發狂, 此方主之。 熱煩二, 三貼連服, 發狂六七貼連服。

石膏四錢, 知母二錢, 粳米小許。

> **· 함흉탕**
> 운기병의 결흉(結胸)과 수역(水逆)을 치료한다. 결흉이 때가 지나면 수역(水逆)이 되고 수역이 때가 지나면 위태하니 먼저 오령산을 쓰고 뒤에 이 처방을 써야 한다. 달여서 3분의 1을 먼저 복용하고 두 시각이 지나서 응기가 없으면 그 뒤에 다시 3분의 2를 복용하고 한두 차례 설사를 하면 적중한 것이고 서너 차례 하면 과도하다.
> 황련 3돈, 망초 2돈, 감수(甘遂) 1돈.

· 陷胸湯

治運氣結胸, 水逆。 結胸過時則水逆, 水逆過時則危, 先用五苓散, 後用此方。 煮湯三分之一先服之, 二時刻無應, 然後再服三分之二, 泄一二次為適中, 三四次為過度。
黃連三錢, 芒硝二錢, 甘遂一錢。

【註解】이 처방은 《상한론》의 大陷胸湯에서 大黃을 빼고 黃連을 가미하여 소양인에게 적합하게 만든 처방이다.

【參考】《傷寒論-134條》"太陽病, 脈浮而動數, 浮則為風、數則為熱、動則為痛、數則為虛; 頭痛、發熱、微盜汗出, 而反惡寒者, 表未解也。醫反下之, 動數變遲, 膈內拒痛, (一云頭痛即眩) 胃中空虛, 客氣動膈, 短氣躁煩, 心中懊憹, 陽氣內陷, 心下因硬, 則為結胸, 大陷胸湯主之。
大黃(去皮, 六兩) 芒硝(一升) 甘遂(一錢匕)

上三味，以水六升，先煮大黃，取二升，去滓；內芒硝，煮一兩沸；內甘遂末，溫服一升，得快利，止後服。”

• **주사안신환**

경계(驚悸), 건망(健忘)을 치료한다.

황련, 주사, 구기자, 백복신을 각각 등분하여 환을 짓는다.

• **朱砂安神丸**

治驚悸, 健忘。

黃連, 朱砂, 枸杞子, 白茯神各等分作丸。

• **단황련환**

이질을 치료한다.

황련 1냥을 물에 달여서 복용한다.

• **單黃連湯**

治痢疾。

黃連一两, 水煎服。

• **비아환**

아이들의 감질(疳病)을 치료한다.

천황련 1냥, 호황련, 사군자, 맥아, 백복영 각 5돈, 노회(蘆薈)(煅) 2돈 5푼.

• **肥兒丸**

治小兒疳病。

川黃連一两, 胡黃連, 使君子, 麥芽, 白茯苓各五錢, 蘆薈煆二錢五分。

> • **완화별갑산**
>
> 아이들의 학질을 치료한다. 어른은 처방대로 복용하고 소아는 절반만 복용한다.
>
> 완화, 별갑 각각 등분.

• **芫花鱉甲散**

治小兒瘧疾。 大人依方服, 小兒減半服。

芫花, 鱉甲各等分。

> • **감수천일환**
>
> 상초의 인후병, 중초의 중서증, 하초의 이질, 소아의 경풍, 대인들의 흉비(胸痞)를 치료한다. 무릇 대변이 잘 통하지 않는 사람은 모두 쓸 수 있다. 빻아서 따뜻이 복용하거나 혹 냉수에 타서 복용한다. 먼저 한 알을 쓰고 두 시각이 되어서도 효능이 없으면 그 연후에 다시 2알을 쓰고 설사를 3~4차례 하면 적중한 것이고 한두 차례 하면 미치지 못하는 것이며 5~6차례 설사를 했다면 과도한 것이다.
>
> 감수 1돈, 주사, 경분 각 1푼, 8환으로 나누어 환을 짓는다.

• **甘遂天一丸**

治上焦咽喉, 中焦暑証, 下焦痢疾, 小兒驚風, 大人胸痞。 凡大便不快者, 皆可用之。 搗碎温服, 或冷水調服, 先用一丸, 頃二時刻無應, 然後再用二丸, 泄下三四次為適中, 一, 二次為不及, 五六次為過度。

甘遂一錢, 朱砂, 輕粉各一分, 分作八丸。

• **경분환**

비병(痹病)을 치료한다. 발을 쓰지 못하면 쓸 수 있고 손이 뻣뻣한 사람은 쓰는데 견디어 내지 못하고 혹 실패할 우려도 있는 것이다. 인후종통, 눈병, 코 막힘, 가슴이 막혀서 답답한 증세, 담화가 돌아다니는 증상에 모두 쓸 수 있다. 혹 쐬거나 혹 복용할 수 있다. 그러나 쓰는 사람은 한두 달 사이에는 극히 조섭(調攝)과 금기를 조심하여 임의대로 바람을 맞거나 옷을 갈아입거나 머리를 빗지 말아야 하며 마음대로 닭고기, 개고기, 돼지고기, 술, 국수, 생냉한 식물을 먹으면 안 되며 이 금기를 범하면 반드시 죽는다. 명맥이 허약한 사람은 쓸 수 없으며 만일 부득이 써야 한다면 조금 시험하여 그 약을 감당해 쓸 수 있는가를 점검하여야 할 것이다. 경분을 복용하거나 수은을 쐬는 사람은 닭이 울 때에 약을 쓰고 정오에 음식을 먹게 되는데 만일 약의 기운과 음식의 기운이 서로 다투면 토한다.

유향, 몰약 각 3돈, 한수석, 석웅황 각 2돈, 경분 1돈, 감수 5푼 혹 1돈으로 환을 짓는다. 또 한 처방은 비아환 약재에 경분 1돈을 넣어 함께 환을 짓는다.

고삼은 귀흉(龜胸), 해수(咳嗽)를 치료하고 자석(磁石)은 눈병을 치료하며 금은화(金銀花)는 옹저(癰疽)를 치료하고 황단(黃丹)은 설사를 치료하며 과루인(瓜蔞仁)은 유저(乳疽)를 치료하고 죽력(竹瀝)은 담조(痰燥)를 치료하며 동변(童便)은 음화(陰火)를 없애고 석화(石花)는 허로를 보하며 맥아(麥芽)는 식체를 삭이고 돼지간(猪肝)은 눈을 맑게 하며 복분자(覆盆子)는 음원(陰元)을 자양(滋養)한다.

輕粉丸: 治痺病, 足不遂則堪用, 手不仁者, 不堪用, 恐有倒戈之患。 咽喉腫痛, 眼病, 鼻塞, 胸腹痞悶, 痰火走注之證, 皆可用之, 或熏之, 或服之, 然用之者, 一二月間, 極慎調攝禁忌, 不可任意, 冒風觸冷, 易衣梳頭, 恣食雞狗酒麵生冷之物, 犯忌必死。
命脈虛弱者, 不堪用, 若不得已用之, 則小嘗試之以占其堪用。
服輕粉, 熏水銀者, 雞鳴用藥, 日中進食, 若藥氣與食氣, 相爭則發吐。
乳香, 没藥各三錢, 寒水石, 石雄黄各二錢, 輕粉一錢, 甘遂五分, 或用一錢作丸。 一方肥兒丸材, 輕粉一錢同作丸。
苦蔘治龜胸, 咳嗽, 磁石治眼病, 金銀花治癰疽, 黄丹治泄瀉, 瓜蔞仁治乳疽, 竹瀝治
痰燥, 童便清陰火, 石花補虛勞, 麥芽消食滯, 猪肝清眼睛, 覆盆子滋陰元。

藥方卷之三 第二統
약방권지3 제2통

◈·◈·◈

少陽人藥方(소양인약방)

• 요장군탕

천식(氣喘)을 치료하고 담을 삭인다.

숙지황 7돈, 산수유, 백복영, 택사, 현삼, 과루인 각 2돈, 목단피, 방풍, 독활, 지모, 패모, 전호, 차전자, 강활, 형개, 고삼 각 1돈.

• 腰將軍湯

治氣喘消痰。

熟地黄七錢, 山茱萸, 白茯苓, 澤瀉, 玄蔘, 瓜蔞仁各二錢, 牧丹皮, 防風, 獨活, 知母, 貝母, 前胡, 車前子, 羌活, 荊芥, 苦蔘各一錢。

• 삼과탕

구갈(口渴)을 치료한다.

숙지황 4돈, 산수유, 현삼, 과루인, 적복영, 택사 각 2돈, 차전자, 강활, 독활, 형개, 방풍, 지골피, 석고 각 1돈.

• **蔘瓜湯**

治口渴。

熟地黃四錢, 山茱萸, 玄蔘, 瓜蔞仁, 赤茯苓, 澤瀉各二錢, 車前子, 羌活, 獨活, 荊芥, 防風, 地骨皮, 石膏各一錢。

> • **가미기제탕**
>
> 음허화동(陰虛火動), 소갈(消渴), 낯, 눈, 입, 코, 이의 옹저(癰疽)를 치료한다.《醫典》
>
> 생지황 4돈, 인동등 3돈, 시호, 현삼 각 2돈, 전호, 과루인, 금은화, 우방자, 지모, 황백, 강활, 형개, 방풍 각 1돈, 석고 5돈과 활석 2돈을 가미하면 더욱 좋다.

• **加味既濟湯**

(無主治)

生地黃四錢, 忍冬藤三錢, 柴胡, 玄蔘各二錢, 前胡, 瓜蔞仁, 金銀花, 牛蒡子, 知母, 黃柏, 羌活, 荊芥, 防風各一錢, 加石膏五錢, 滑石二錢尤妙。

【註解】이 구절에 적응증이 없던 것을《醫典》에 근거하여 보충해 넣었다.

【參考】《東醫四象診療醫典》"治陰虛火動, 消渴, 面目口鼻, 牙齒癰疽。"

> • **청량산화탕**
>
> 소아들의 감질(疳疾)을 치료한다.
>
> 인동등, 적복영, 택사, 산수유, 생지황, 과루인 각 2돈, 지모, 복

분자, 차전자, 강활, 독활, 방풍, 형개 각 1돈.

• **清凉散火湯**

治小兒疳氣。

忍冬藤, 赤茯苓, 澤瀉, 山茱萸, 生地黃, 瓜蔞仁各二錢, 知母, 覆盆子, 車前子, 羌活, 獨活, 防風, 荊芥各一錢。

• **고삼패독산**

가슴이 아프고 배가 아픈 것을 치료한다.

고삼, 적복영 각 2돈, 저령, 택사, 강활, 독활, 전호, 시호, 방풍, 차전자 각 1돈 5푼, 형개 7푼. 이 처방은 김경오의 흉복통 약이다. 이 질병으로 수십 년을 간간이 혼절하였다고 한다. 아플 때에 3첩을 쓰고 또다시 아플 때에 3첩을 썼으며 세 번째로 아플 때에 또 4첩을 썼더니 통쾌하게 나았다.

• **苦蔘敗毒散**

治胸痛, 腹痛。

苦蔘, 赤茯苓各二錢, 猪苓, 澤瀉, 羌活, 獨活, 前胡, 柴胡, 防風, 車前子各一錢五分, 荊芥七分, 此方金慶伍胸腹痛藥也, 此疾幾數十年, 間間昏死云, 痛時用三貼, 又再痛時, 又用三貼, 三痛時, 又用四貼則快愈。

• **과루인지황탕**

간질병을 치료한다.

숙지황 4돈, 산수유, 적복영 각 2돈, 택사, 과루인 각 1돈 5푼,

목단피, 현삼, 독활 각 1돈. 이 처방은 김봉순의 유년 시기부터 50~60세 때까지의 간질(癎疾) 약인데 천여 첩을 쓰고 효험을 보았다.

• **瓜蔞仁地黃湯**

治癎疾。

熟地黃四錢, 山茱萸, 赤茯苓各二錢, 澤瀉, 瓜蔞仁各一錢五分, 牧丹皮, 玄蔘, 獨活各一錢。 此方金鳳舜自幼時, 至五六十歲時, 癎疾藥也, 用藥千餘貼而得效。

• **황백지황탕**

신장의 원기가 허약한 것을 치료한다.

숙지황 4돈, 산수유, 적복영, 택사 각 2돈, 환백, 현삼 각 1돈 5푼, 차전자, 과루인, 강활, 방풍, 형개, 전호, 독활 각 1돈. 이 처방은 허약할 때는 연속하여 30첩을 복용하되 슬픈 마음, 노한 마음, 닭고기, 꿩고기, 매운 것을 꺼린다.

• **黃柏地黃湯**

治腎元虛弱。

熟地黃四錢, 山茱萸, 赤茯苓, 澤瀉各二錢, 黃柏, 玄蔘各一錢五分, 車前子, 瓜蔞仁, 羌活, 防風, 荊芥, 前胡, 獨活各一錢。 此方虛弱時, 連服三十貼, 忌哀心怒心, 雞, 雉及辛物等。

• **방풍통성산**

발열양독(發熱陽毒)을 치료한다.

활석, 생지황 각 2돈, 방풍, 석고 각 1돈, 강활, 독활, 시호, 전호, 박하, 형개, 우방자, 산치자 각 5푼. 음허화동(陰虛火動)의 치료법은 옛날의 통성산과 대략 같다.

• **防風通聖散**

治發熱陽毒証。

滑石, 生地黃各二錢, 防風, 石膏各一錢, 羌活, 獨活, 柴胡, 前胡, 薄荷, 荊芥, 牛蒡子, 山梔子各五分。 治陰虛火動, 治法旧方通聖散略同。

【註解】 이 처방은 원래 表裏가 모두 실(實)한 증상에 쓰는 약이지 양독(陽毒)증에 쓰는 약이 아니다. 양독은 상한병이 아니고 역병(疫病), 즉 전염병이다. 그리고 이 처방은 음허화동(陰虛火動)을 치료하는 약이 아니었다.

【參考】 防風通聖散(黃帝素問宣明論方)

防風 川芎 當歸 芍藥 大黃 薄荷葉 麻黃 連翹 芒硝(樸硝是者。以上各半兩) 石膏 黃芩 桔梗(各一兩) 滑石(三兩) 甘草(二兩) 荊芥 白術 梔子(各一分) 上為末, 每服二錢, 水一大盞, 生薑三片, 煎至六分, 溫服。涎嗽, 加半夏半兩, 薑制。

• **천금도적산**

표증한열을 치료한다.

생지황 4돈, 목통, 황련, 시호, 산치자, 복분자 각 2돈.

• **千金導赤散**

治表証寒熱。

生地黄四錢, 木通, 黃連, 柴胡, 山梔子, 覆盆子各二錢。

> • **시호과루탕**
>
> 결흉(結胸)에 목구멍이 마르거나(咽乾) 한열이 왕래하고 땀이 나며 숨이 차거나 헛소리를 하고 어지러우며 귀가 먹는 등의 증상을 치료한다.
>
> 생지황 4돈, 목통, 과루인 각 2돈, 산수유, 복분자, 황련, 고삼, 시호, 전호, 독활 각 1돈.

• **柴胡瓜蔞湯**

治結胸咽乾, 寒熱往來, 汗出短氣, 譫語, 目眩, 耳聾等證 《醫典》。

生地黄四錢, 木通, 瓜蔞仁各二錢, 山茱萸, 覆盆子, 黃連, 苦蔘, 柴胡, 前胡, 獨活各一錢。

> • **백호탕**
>
> 섬어증(譫語證)을 치료한다.
>
> 생지황, 석고 각 4돈, 지모 2돈, 산수유, 복분자를 가미하면 더욱 좋다. 《新編-醫典》에 금상첨화백호탕으로 기록되어 있다.

• **白虎湯**

治譫語証。

生地黄, 石膏各四錢, 知母二錢, 加山茱萸, 覆盆子尤妙。 《東醫四象新編—東醫四象診療醫典》 亦名錦上添花白虎湯。

- **도해백호탕**

섬어증과 번조증을 치료한다.

석고 4돈, 생지황, 지모, 복분자, 산수유, 육종용 각 2돈, 고삼, 구기자 각 1돈.

- **渡海白虎湯**

治譫語煩燥證。

石膏四錢, 生地黃, 知母, 覆盆子, 山茱萸, 肉蓯蓉各二錢, 苦蔘, 枸杞子各一錢。

- **저령백호탕**

대소변이 통하지 않는 증상을 치료한다.

석, 생지황 각 4돈, 지모 2돈, 황백, 택사, 저령, 적복영 각 1돈.

- **猪苓白虎湯**

治大小便不通證。

石膏, 生地黃各四錢, 知母二錢, 黃柏, 澤瀉, 猪苓, 赤茯苓各一錢。

- **양독백호탕**

양독(陽毒)을 치료한다.

석고, 생지황 각 4돈, 형개, 우방자, 강활 각 1돈, 독활, 현삼, 시호, 산치자, 인동등, 박하 각 5푼.

• **陽毒白虎湯**

治陽毒。

石膏, 生地黄各四錢, 荊芥, 牛蒡子, 羌活各一錢, 獨活, 玄蔘, 柴胡, 山梔子, 忍冬藤, 薄荷各五分。

【註解】이 처방은 양독을 치료한다고 말하였는데 양독(陽毒)이란 장중경이 처음으로 《금궤요략》에 수록한 글이다. 장중경이 말하기를 "양독이란 병은 얼굴이 붉은 것이 아롱아롱 비단 문 같으며 인후가 아프고 고름과 피를 뱉어 낸다."라고 기술하였으며 치료에는 승마별갑탕을 주로 쓴다고 하였다. 그런데 주굉(朱肱)은 이 병을 상한병으로 오인하고 "상한 1~2일 만에 바로 양독병이 되거나 혹은 약을 복용하고 토하거나 설사를 한 뒤에 양독으로 변화된다."라고 말하였다. 양독과 음독은 일종 역병(疫病), 즉 전염병이지 상한과는 판이한 질병이다.

【參考】《金匱要略-百合狐惑陰陽毒病脈証治》: "陽毒之為病, 面赤斑斑如錦文, 咽喉痛, 唾膿血。五日可治, 七日不可治。升麻鱉甲湯主之。
陰毒之為病, 面目青, 身痛如被杖, 咽喉痛。五日可治, 七日不可治, 升麻鱉甲湯去雄黃蜀椒主之"
《朱肱-活人書》: "伤寒初得病一二日, 便成陽毒, 或服药吐下之后, 变成陽毒。"

• **칠미고삼탕**

토혈, 구토, 장병(腸病), 비만(痞滿)을 치료한다.
생지황 4돈, 고삼, 지모, 산수유, 복분자 각 2돈, 적복영, 택사 각 1돈. 이 처방에 목단피를 가미하면 팔미고삼탕이라 명하는데 토혈, 구토, 장병, 비만을 치료한다.

• **七味苦蔘湯**

治吐血嘔吐, 腸病, 痞滿。

生地黃四錢, 苦蔘, 知母, 山茱萸, 覆盆子各二錢, 赤茯苓, 澤瀉各一錢。 右方加牧丹皮, 則名八味苦蔘湯, 治吐血, 嘔吐腸病, 痞滿證。

• **수화기제탕**

복통, 구토, 비만(痞滿)을 치료하고 역시 음허화동(陰虛火動)도 치료한다.

생지황, 숙지황, 건지황, 지모, 황백, 산조인, 복분자, 고삼, 시호, 적복영, 택사, 육종용, 구기자 각 1돈.

• **水火旣濟湯**

治腹痛, 嘔吐, 痞滿, 亦治陰虛火動。

生地黃, 熟地黃, 乾地黃, 知母, 黃柏, 酸棗仁, 覆盆子, 苦参, 柴胡, 赤茯苓, 澤瀉, 肉蓯蓉, 枸杞子各一錢。

• **칠미저령탕**

오열골증에 땀이 나는 것을 치료한다.

생지황 4돈, 산수유, 복분자, 택사, 적복영 각 2돈, 저령, 황백 각 1돈, 목단피를 가미하면 아주 좋다.

• **七味猪苓湯**

治午熱骨蒸, 有汗。

生地黄四錢, 山茱萸, 覆盆子, 澤瀉, 赤茯苓各二錢, 猪苓, 黄柏各一錢, 加牧丹皮一錢最好。

• **삼령탕**

이증(裏證)을 치료한다.

고삼, 적복영 각 2돈, 저령, 택사, 차전자, 과루인, 강활, 독활, 전호, 시호, 형개, 방풍 각 1돈. 이증(裏證)에 제일 처방이다.

• **蔘苓湯**

治裏證。

苦蔘, 赤茯苓各二錢, 猪苓, 澤瀉, 車前子, 瓜蔞仁, 羌活, 獨活, 前胡, 柴胡, 荊芥, 防風各一錢。 裏證第一神方。

• **인동등복영탕**

인중(人中) 근처가 붓거나 입술이 붓는 것을 치료한다.

인동등 4돈, 생지황, 택사, 적복영 각 2돈, 차전자, 강활, 독활, 형개, 방풍 각 1돈.

• **忍冬藤茯苓湯**

治人中近處小腫, 唇腫。

忍冬藤四錢, 生地黄, 澤瀉, 赤茯苓各二錢, 車前子, 羌活, 獨活, 荊芥, 防風各一錢。

• **독활방풍탕**

인동등, 숙지황 각 4돈, 산수유, 황백, 독활 각 2돈, 우슬, 차전자, 강활, 형개, 방풍 각 1돈. 대변이 굳으면 숙지황을 생지황으로 바꿔야지 그러지 않으면 변비가 온다. 석고를 가미하면 더욱 좋다. 만일 50세 후에 구갈이 나고 각기증이 있는데 바로 다리와 왼쪽 팔이 아프다면 쓸개를 넣어 쓰라.

• **獨活防風湯**

忍冬藤, 熟地黄各四錢, 山茱萸, 黄柏, 獨活各二錢, 牛膝, 車前子, 羌活, 荊芥, 防風各一錢。 大便秘燥, 則換生地黄, 不然則便秘, 加石膏尤妙。 若五十後, 有口渴有脚氣症, 即脚痛左肱入膽用。

藥方卷之三 第三統
약방권지3 제3통

◈·◈·◈

少陰人藥方(소음인약방)

• **곽향정기산**

외감병 치료에 통용한다. 본방에 소엽, 대복피를 가미하면 불환금정기산이라고 명하고 다시 인삼, 초과를 더하면 인삼양위탕이라고 명한다. 치료는 대동소이하다.
곽향, 소엽, 대복피, 창출, 진피, 후박, 반하, 감초 각 1돈, 생강 3편, 대조 2개를 넣어 달인다. 이하는 소음인 약방이므로 모두 생강, 대조를 가미한다.

• **藿香正氣散**

治外感通用。 本方減蘇葉, 大腹皮, 名曰不換金正氣散, 更加人蔘, 草果名曰人蔘養胃湯, 治大同小異。
藿香, 蘇葉, 大覆皮, 蒼朮, 陳皮, 厚朴, 半夏, 甘草各一錢, 入薑三, 棗二同煎, 以下少陰人藥方, 皆加薑, 棗。

【參考】《和劑局方》: "藿香正氣散 治傷寒頭疼, 憎寒壯熱, 上喘咳嗽, 五勞七傷, 八般風痰, 五般膈氣, 心腹冷痛, 反胃嘔惡, 氣瀉霍亂, 臟腑虛鳴, 山嵐瘴瘧, 遍身虛腫；婦人產前, 產後, 血氣刺痛；小兒疳傷, 並宜治之。

大腹皮 白芷 紫蘇 茯苓(去皮, 各一兩) 半夏曲 白朮 陳皮(去白) 厚樸(去粗皮, 薑汁炙) 桔梗(各二兩) 藿香(去土, 三兩) 甘草(炙, 二兩半) 上為細末。每服二錢, 水一盞, 薑錢三片, 棗一枚, 同煎至七分, 熱服。如欲出汗, 衣被蓋, 再煎並服。"

《古今醫鑑》: "藿香(二錢) 紫蘇(一錢五分) 陳皮(一錢) 厚樸(薑制, 一錢) 半夏(薑制, 一錢) 白朮(一錢, 炒) 茯苓(一錢) 大腹皮(一錢) 桔梗(一錢) 白芷(一錢) 甘草(炙, 一錢)。上銼一劑, 生薑三片, 棗二枚, 水煎熱服。"

- **향소산**

사계절의 운기를 치료한다. 향유, 백편두를 가미하면 이향산(二香散)이라고 명하는데 곽란 설사를 치료한다.

향부자, 소엽, 천궁, 창출, 진피, 감초 각 1돈, 생강 3편, 대조 2매, 총백 5개.

- **香蘇散**

治四時運氣。 加香薷, 白扁豆, 名曰二香散, 治藿亂泄瀉。

香附子, 蘇葉, 川芎, 蒼朮, 陳皮, 甘草各一錢, 薑三足, 棗二枚, 葱白五本。

【註解】이 처방은 원래 《局方》에 수록된 처방이며 《세의득효방》에도 전재되어 있다.

《국방》에는 향부자, 자소엽, 구감초, 진피 4종분이었는데 아마 이제마 선생이 창출, 천궁, 생강, 대조, 총백을 더하여 작성된 처방으로 사료된다.

【参考】《和劑局方》: "香蘇散 治四時瘟疫, 傷寒。香附子(炒香, 去毛) 紫蘇葉(各四兩) 甘草(炙, 一兩) 陳皮(二兩, 不去白)。上為粗末。每服三錢, 水一盞, 煎七分, 去滓, 熱服, 不拘時候, 日三服。若作細末, 只服二錢, 入鹽點服。(嘗有白髮老人授此方與一富人家, 其家合施, 當大疫, 城中病者皆愈。"

《世醫得效方》: "香蘇散 治四時傷寒傷風, 傷濕傷食, 大人小兒皆可服。香附子(五兩, 炒去毛) 紫蘇(去根, 二兩半) 陳皮(二兩) 甘草(二兩) 蒼朮(二兩, 切片, 米泔浸, 炒黃)上剉散。每服四錢, 水盞半, 生薑三片, 蔥白二根煎, 不拘時候, 得汗為妙。"

• **사군자탕**

비장의 원기가 허약한 것을 치료한다. 본방에 가자(訶子), 육두구(肉豆蔻), 포부자(炮附子)를 가미하면 기가 허한 설사, 이질을 치료한다.

인삼, 백출, 구감초, 백하수오 각 1돈.

• **四君子湯**

治脾元虛弱。 本方加當歸, 桂皮, 治休瘧病 ; 本方加訶子, 肉豆蔻, 炮附子治氣虛泄痢。

人蔘, 白朮, 炙甘草, 白何首烏各一錢。

【註解】 이 처방에서 복령(茯苓)을 빼고 백하수오를 가미하여 소음인 체질에 맞게 새롭게 정하였다.

【參考】 "四君子湯 治榮衛氣虛, 臟腑怯弱, 心腹脹滿, 全不思食, 腸鳴泄瀉, 嘔噦吐逆, 大宜服之。人參(去蘆) 甘草(炙) 茯苓(去皮) 白朮(各等分)上為細末。每服二錢, 水一盞, 煎至七分, 通口服, 不拘時, 入鹽少許, 白湯點亦得常服溫和脾胃, 進益飮食, 辟寒邪瘴霧氣。”

• **사물탕**

비장의 원기가 손상된 것을 치료한다. 본방에 소엽, 진피를 가미하면 안태음(安胎飮)이라고 명하는데 임신부의 병을 치료한다. 소회향, 천연자, 오령지를 가미하면 속이 끊어질 듯한 산기(疝氣)를 치료한다. 사군자와 사물탕을 합치면 팔진탕이라고 명하며 여기에 계피, 황기를 가미하면 십전대보탕(十全大補湯)이라고 명하였는데 모두 소음인의 허로(虛勞)병을 치료한다.
당귀, 천궁, 백작약, 사인 각 1돈.

• **四物湯**

治脾元損傷。 本方加蘇葉, 陳皮, 名曰安胎飮, 治孕婦病。 加小茴香, 川楝子, 五靈脂, 治裏急疝氣。 四君子合四物, 名曰八珍湯, 加桂皮, 黃芪, 名曰十全大補湯, 俱治少陰人虛勞。
當歸, 川芎, 白芍藥, 砂仁各一錢。

【參考】《和劑局方》: “四物湯 調益榮衛, 滋養氣血。治沖任虛損, 月水不調, 臍腹 痛, 崩中漏下, 血瘕塊硬, 發歇疼痛, 妊娠宿冷, 將理失宜, 胎動不安, 血下不止, 及產後乘虛, 風寒內搏, 惡露不下, 結生瘕聚, 少腹堅痛, 時作寒熱。
當歸(去蘆, 酒浸, 炒) 川芎 白芍藥 熟幹地黃(酒灑, 蒸, 各等分)
上為粗末。每服三錢, 水一盞半, 煎至八分, 去渣, 熱服, 空心, 食前。若妊娠胎動不安, 下血不止者, 加艾十葉, 阿膠一片, 同煎如前法。或血臟虛冷, 崩中去血過多, 亦加膠, 艾煎。

· **전씨이공산**

비위가 허약하여 음식을 적게 먹는 것을 치료한다. 식체가 있다면 산사(山楂), 신곡(神麯), 사인(砂仁)을 가미하고 학질을 끼고 있다면 반하, 초과, 청피를 가미하고 허한 이질(痢疾)에는 빈랑(檳榔), 오수유, 계심을 가미하며 여름 감기에는 백편두, 향유, 후박을 가미한다.

백출, 백작약, 인삼, 귤피, 목향, 구감초 각 1돈.

· **錢氏異功散**

治脾胃虛弱, 飮食鮮少。 挾滯加山楂, 神麯, 砂仁; 挾瘧加半夏, 草果, 靑皮; 虛痢加檳榔, 吳茱萸, 桂心; 暑感加白扁豆, 香薷, 厚朴。

白朮, 白芍藥, 人蔘, 橘皮, 木香, 炙甘草各一錢。

【參考】錢乙《小兒藥證直訣》"異功散 溫中和氣, 治吐瀉, 不思乳食。凡小兒虛冷病, 先與數服, 以助其氣。人參(切去頂) 茯苓(去皮) 白術 陳皮(銼) 甘草(各等分)上為細末, 每服二錢, 水一盞, 生薑五片, 棗兩個, 同煎至七分, 食前, 溫量多少與之。"

· **보중익기탕**

내상 두통, 현훈, 오한과 열이 심하게 나거나 음식 맛이 없고 사지가 무력한 것을 치료한다.

황기(꿀에 구함) 3돈, 인삼, 구감초 각 1돈, 백출, 당귀 각 7푼, 진피 5푼.

• **補中益氣湯**

治內傷頭痛, 眩暈, 憎寒壯熱, 食不知味, 四體無力。

黃芪蜜炙三錢, 人蔘, 炙甘草各一錢, 白朮, 當歸各七分, 陳皮五分。

【參考】《保元》: "補中益氣湯 黃芪一錢五分 灸甘草 人參 白朮各一錢 當歸 陳皮各七分 升麻 柴胡各三分 薑三片 棗二枚"

"李東垣《脾胃論》: "黃芪(病甚, 勞役熱者一錢) 甘草(以上各五分, 炙) 人參(去節, 三分, 有嗽去之。)以上三味, 除濕熱, 煩熱之聖藥也。

當歸身(三分, 酒焙幹, 或日幹, 以和血脈) 橘皮(不去白, 二分或三分, 以導氣, 又能益元氣, 得諸甘藥乃可, 若獨用瀉脾胃) 升麻(二分或三分, 引胃氣上騰而複其本位, 便是行春升之令) 柴胡(二分或三分, 引清氣, 行少陽之氣上升) 白術(三分, 降胃中熱, 利腰臍間血) 上件藥 咀。都作一服, 水二盞, 煎至一盞, 量氣弱氣盛, 臨病斟酌水盞大小, 去渣, 食遠, 稍熱服。如傷之重者, 不過二服而愈 ; 若病日久者, 以權立加減法治之。"

• **가미파어탕**

해산 뒤에 혈괴로 인해 복통이 나는 것을 치료한다.

향부자초에 초함 당귀 각 1돈 5푼, 삼능, 봉출(함게 식초에 초함)도인, 현호삭, 적작약, 백작약, 청피 각 1돈, 오약 7푼, 홍화, 소목, 관계, 목단피 각 5푼, 포부자 3푼, 매 첩마다 유향말 1돈씩 가미하면 효험이 있다.

• **加味破瘀湯**

治產後血塊腹痛。

香附子醋炒, 當歸各一錢五分, 三棱, 蓬朮並醋炒, 桃仁, 玄胡索, 赤芍藥, 白芍藥, 青皮各一錢, 烏藥七分, 紅花, 蘇木, 官桂, 牧丹皮各五分, 炮附子三分。 每貼加沒藥末一錢為效。

• **가미화기탕**

임신오저(惡阻)증을 치료한다.

지각, 길경, 산사, 곽향, 진피, 창출, 사인, 황금, 익지인 각 2돈, 소회향 1돈 5푼, 후박, 맥아(초), 신곡(神麯)초, 감초, 소엽 각 1돈, 정향 7푼.

• **加味和氣湯**

治惡阻。

枳殼, 桔梗, 山楂, 藿香, 陳皮, 蒼朮, 砂仁, 黄芩, 益智仁各二錢, 小茴香一錢五分, 厚朴, 麥芽炒, 神曲炒, 甘草, 蘇葉各一錢, 丁香七分。

• **목향순기산**

중기(中氣)병을 치료한다.

오약, 향부자, 청피, 진피, 후박, 지각, 반하 각 1돈, 목향, 사인 각 5푼, 계피, 건강, 구감초 각 3푼, 생강 3편, 대조 2매.

木香順氣散: 治中氣。

烏藥, 香附子, 青皮, 陳皮, 厚朴, 枳殼, 半夏各一錢, 木香, 砂仁

各五分, 桂皮, 乾薑, 炙甘草各三分, 薑三片, 棗二枚。

【參考】《萬病回春》"木香順氣散 治中氣暈倒。

木香(另研) 砂仁(各五分) 烏藥 香附 青皮(去穰) 陳皮 半夏(薑炒) 厚朴(薑炒) 枳殼(麩炒。各一錢) 官桂 乾薑 甘草(各三分)上銼一劑, 生薑三片水煎, 木香調服。氣不轉加蘇子, 沉香。"

• 소합향원

일체 기(氣)로 인한 질병을 치료한다.

백출, 목향, 정향, 침향, 백단향, 가자, 필발, 향부자, 소합향, 안식향 각 등분.

• 蘇合香元

治一切氣疾。

白朮, 木香, 丁香, 沈香, 白檀香, 訶子, 蓽撥, 香附子, 蘇合油, 安息香各等分。

【註解】이 처방은《和剂局方》에서 나왔는데 원방과 대동소이하다.

【參考】《和劑局方》: "香蘇合香圓 白朮 青木香 烏犀屑 香附子(炒去毛) 朱砂(研, 水飛) 訶黎勒(煨, 去皮) 白檀香 安息香(別為末, 用無灰酒一升熬膏) 沉香 麝香(研) 丁香 蓽茇(各二兩) 龍腦(研) 蘇合香油(入安息香膏內, 各一兩) 薰(別研一兩即乳香) 上為細末, 入研藥匀, 用安息香膏並煉白蜜和劑, 每服旋丸如梧桐子大。早朝取井華水, 溫冷任意, 化服四丸。老人, 小兒可服一丸。"

• **지출환**

트림이 나거나 신물을 삼키는 병을 치료한다.

지각, 백출을 환으로 지어 먹는다.

• **枳朮丸**

治噫氣呑酸。

枳殼, 白朮, 作丸。

• **궁귀탕**

임신부의 산전 산후병을 치료한다.

당귀 3돈, 천궁 2돈.

• **芎歸湯**

治孕婦產前產後病。

當歸三錢, 川芎二錢。

• **도담탕**

풍담을 치료한다.

반하, 백출 각 2돈, 진피, 구감초, 남성, 지각 각 1돈, 생강 5편, 대조 2매.

• **導痰湯**

治風痰。

半夏, 白朮各二錢, 陳皮, 炙甘草, 南星, 枳殼各一錢, 入生薑五片, 大棗二枚。

• **청주백원자**

어른들의 풍담과 소아들의 만경풍을 치료한다.

침향, 남성, 반하, 백부자를 환으로 짓는다.

• **青州白圓子**

治大人風痰, 小兒慢驚風。

沈香, 南星, 半夏, 白附子, 作丸。 沉香稀貴則以木香代之。

• **반강탕**

흉격의 담으로 춤과 거품을 토하는 것을 치료한다.

반하, 생강 각 3돈.

• **半薑湯**

治胸膈痰飮, 嘔吐涎沫。

半夏, 生薑各三錢。

인진은 황달을 치료하고 고련피는 회충을 치료하며 익모초는 허로병을 치료하고 소목, 홍화는 어혈을 치료하며 현호삭, 해분은 적괴(積塊)를 치료하고 감자, 염액(鹽液)은 부종을 치료하며 찹쌀, 감자당은 부종을 치료하고 미당(米糖)은 현훈을 치료하며 철액수는 사지가 뻣뻣한 것을 치료하며 항적사(項赤蛇)는 이질을 치료하고 금사주(金蛇酒)는 인후통이 낫지 않으며 입에서 냄새가 나며 구갈이 나는 것을 치료하고 개고기탕은 온역을 치료한다.

茵陳治黃疸；苦楝皮治蛔蟲；益母草治虛勞病；蘇木, 紅花治瘀血；玄胡索, 海粉治積塊；甘薯, 鹽液治浮腫；糯米, 甘薯糖液治浮腫；米糖治眩暈；鐵液水治四肢不仁；項赤蛇治痢疾；金蛇酒治咽喉痛, 經年不愈, 口臭燥渴；狗肉湯治瘟疫。

藥方卷之三 第四統
약방권지3 제4통

太陰人藥方(태음인약방)

• 태음마황탕

외감(外感)에 그 증상이 땀이 없이 오한이 나며 헛구역질을 하고 춤과 거품을 토하거나 정수리에 약간 땀이 나는 것을 치료한다.
마황 3돈, 행인, 황금 각 2돈.

• 太陰麻黃湯

治外感, 其證無汗惡寒, 乾嘔逆, 或嘔吐涎沫, 頂上有微汗。
麻黃三錢, 杏仁, 黃芩各二錢。

【註解】이 처방은 《상한론》의 마황탕에서 계지와 감초를 빼고 황금을 가미하여 태음인에게 맞는 처방을 창안하였다.

【參考】《傷寒論-麻黃湯》 "太陽病, 頭痛, 發熱, 身疼, 腰痛, 骨節疼痛, 惡風, 無汗而喘者, 麻黃湯主之。麻黃(去節, 三兩) 桂枝(去皮, 二兩) 甘草(炙, 一兩) 杏仁(去皮尖, 七十個)上四味, 以水九升, 先煮麻黃, 減二升, 去上沫, 內諸藥, 煮取二升半, 去滓, 溫服八合, 覆取微似汗, 不須啜粥, 余如桂枝法將息。"

· 녕신승음전

풍한에 긴박하게 감촉된 사람은 마황탕으로 발산시키고 역기(疫氣)에 완만하게 감촉되었다면 이 처방으로 화해시켜야 한다.

길경 2돈, 맥문동, 오미자, 산약, 원지, 황금, 행인 각 1돈, 백과 5푼.

· **寧神承陰煎**

風寒緊觸者, 麻黃振發之, 疫氣緩感者, 此方和解之。

桔梗二錢, 麥門冬, 五味子, 山藥, 遠志, 黃芩, 杏仁各一錢, 白果五分。

· 구미천문동탕

사려(思慮)가 많고 가슴이 두근거리며 허약해서 잠을 못 자며 유정, 몽설이 있는 것을 치료한다.

천문동, 맥문동, 산약, 원지, 석창포, 산조인, 용안육, 백자인, 감국화 각 1돈.

· **九味天門冬湯**

治思慮怔忡, 虛弱不寐, 遺精夢泄等証。

天門冬, 麥門冬, 山藥, 遠志, 石菖蒲, 山棗仁, 龍眼肉, 柏子仁, 甘菊花各一錢。

· 청심측백엽탕

토혈을 치료한다.

천문동, 측백엽 각 3돈, 연자육, 생우절, 백모근 각 2돈.

• **清心側柏葉湯**

治吐血。

天門冬, 側柏葉各三錢, 蓮子肉, 生藕節, 白茅根各二錢。

> • **해열승음탕**
>
> 전신 습창을 치료하는 데 신기한 효력이 있다.
>
> 갈근, 고본 각 4돈, 천문동, 맥문동, 황금, 나복자, 승마 각 1돈 5푼, 오미자, 행인, 길경, 백지 각 1돈.

• **解熱升陰湯**

治全身濕瘡的神效。

葛根, 藁本各四錢, 天門冬, 麥門冬, 黃芩, 蘿菔子, 升麻各一錢五分, 五味子, 杏仁, 桔梗, 白芷各一錢。

> • **승청해울탕**
>
> 담울증을 치료한다.
>
> 천문동, 갈근, 황금, 나복자 각 2돈, 승마, 오미자, 맥문동, 산조인, 길경, 행인, 마황, 대황 각 1돈.

• **升淸解鬱湯**

治痰鬱証。

天門冬, 葛根, 黃芩, 蘿菔子各二錢, 升麻, 五味子, 麥門冬, 酸棗仁, 桔梗, 杏仁, 麻黃, 大黃各一錢。

> • **생맥산**

여름에 더운물을 대신하여 마시면 기력이 용솟음친다.《四象診療醫典》
맥문동 3돈, 오미자 2돈, 길경 1돈.

- **生脈散**

(《醫典》)**夏月以熟水代飮, 令人氣力湧出。**

麥門冬三錢, 五味子二錢, 桔梗一錢。

【註解】 이 처방은 《의학계원》의 〈생맥음〉에서 인삼을 빼고 길경을 가미하여 태음인에게 맞게 하였다.

【參考】《醫學啟源-生脈飮》: "治熱傷元氣, 肢體倦怠, 氣短懶言, 口幹作渴, 汗出不止, 腳軟眼黑, 津枯液涸。人參 麥門冬 五味子 長流水煎服。"

- **산약화위전**

위기가 고르지 않아 음식 맛이 없는 것을 치료한다.
산약, 의이인(薏苡仁), 황율(黃栗) 각 3돈.

- **山藥和胃煎**

治胃氣不和, 飮食無味。

山藥, 薏米, 黃栗各三錢。

- **조각황금대황탕**

역기(疫氣)나 감기에 대변이 굳은 것을 치료한다.
대황 3돈, 황금 2돈, 조각 1돈.

- **皂角黃芩大黃湯**

治疫氣感冒大便秘結。

大黃三錢, 黃芩二錢, 皂角一錢。

【註解】《保元》에서는 皂角大黃湯으로 명하고 升麻 葛根各三錢, 大黃 皂角各一錢으로 구성하여 태음인의 변비(便祕)를 치료하는 데 쓰게 하였다.

> - **청몽석곤담환**
>
> 대황, 황금 각 8냥, 청몽석 1냥을 가루 내어 물로 오자대로 환을 지어 따뜻한 물로 임의대로 40~50환씩 먹는다.

- **青礞石滾痰丸**

大黃(酒蒸) **黃芩各八兩 青礞石一兩**(沉香五錢, 右為末滴水和丸梧子大茶清温水任下四五十丸)《**寶鑑**》。

【註解】이 처방은 원(元)나라 때 양생가(養生家)인 왕은군(王隱君)이 창안한 처방으로서 실열로 인한 오랜 담병(實熱老痰)에 효험이 좋다고 한다.

【參考】礞石滾痰丸 大黃(酒蒸)片黃芩(酒洗淨)各八兩(15g)礞石一兩(捶碎4g)沉香半兩(2g)同焰硝一兩, 放入小砂罐內蓋之, 鐵線縛定, 鹽泥固濟, 曬乾, 火煅紅, 候冷取出。上細末, 水丸梧子大, 每服四五十丸, 量虛實加減, 清茶, 溫水送下, 臨臥食後服。

治實熱老痰。癲狂驚悸, 或怔忡昏迷, 或咳喘痰稠, 胸脘痞悶, 眩暈耳鳴, 繞項結核, 口眼蠕動, 大便祕結, 舌苔黃膩, 脈滑數有力。

> • **석창포주**
> 속이 트적지근하고 답답할 때 하루 한두 잔 혹은 서너 잔씩 마신다.

• **石菖蒲酒**

治痞悶沉滯, 日服一二杯, 或三, 四杯。

> 우황은 중풍을 치료하고 웅담은 역기(疫氣)를 풀어 주며 사향은 속이 트적지근하고 답답한 것을 치료하고 황율은 설사를 치료하는 데와 태음인의 부종에 효과를 얻었으며 태음인의 만신창에 사향을 먹고 효험을 본 사람이 있다.

牛黄治中風；熊膽解疫氣；麝香治痞悶；黄粟治泄瀉；太陰人浮腫, 有黄栗得效, 太陰人滿身瘡, 有人服麝香而得效者。

> • **맥용탕**
> 대량적인 하혈을 치료한다.
> 맥문동, 행인 각 2돈, 마황, 길경, 용안육, 원지, 석창포, 천문동, 황금, 오미자, 나복자 각 1돈.

• **麥龍湯**

治大下血。

麥門冬, 杏仁各二錢, 麻黄, 桔梗, 龍眼肉, 遠志, 石菖蒲, 天門冬, 黄芩, 五味子, 蘿菔子各一錢。

• **치림탕**

임질(淋疾)을 치료한다.

맥문동 3돈, 산약, 길경, 오미자, 나복자, 용안육, 황금, 의이인 각 2돈, 용골, 백자인, 행인, 천문동, 석창포, 승마 각 1돈, 건율 7매.

• **治淋湯**

治淋疾。

麥門冬三錢, 山藥, 桔梗, 五味子, 蘿菔子, 龍眼肉, 黃芩, 薏苡仁各二錢, 龍骨, 柏子仁, 杏仁, 天門冬, 石菖蒲, 升麻各一錢, 乾栗七枚。

• **길맥석용탕**

상초가 허하고 하초에 부종(浮氣)이 있는 것을 치료한다.

길경, 맥문동 각 2돈, 의이인, 오미자, 용안육, 원지, 행인, 마황, 석창포, 나복자 각 1돈.

• **桔麥石龍湯**

治上虛下浮氣用。

桔梗, 麥門冬各二錢, 薏苡仁, 五味子, 龍眼肉, 遠志, 杏仁, 麻黃, 石菖蒲, 蘿菔子各一錢。

• **갈근나복자탕**

소변불리 및 임질을 치료한다. 《보원》에는 "표열증 설사에 마땅히 갈근나복자탕을 써야 한다."라는 구절이 기록되었지만 이 처방은 기록되어 있지 않다.
갈근 4돈, 나복자 2돈, 황금, 길경, 고본, 백지, 승마, 대황 각 1돈.

• **葛根蘿菔子湯**

治小便不利及淋疾。

葛根四錢, 蘿菔子二錢, 黄芩, 桔梗, 藁本, 白芷, 升麻, 大黄各一錢。

【註解】이 처방을 《보원》에서는 "표열증 설사에 마땅히 갈근나복자탕을 써야 한다."라고 했지만 이 처방이 기록되지 않았다.

【參考】《보원》에는 "표열증 설사에 마땅히 갈근나복자탕을 써야 한다."라고 했다.
《保元》: "表熱證泄瀉當用葛根蘿葍子湯。"

• **건율갈근탕**

장병, 이질, 퇴산을 치료한다.
건율 1냥, 갈근 4돈, 나복자, 소백피 각 2돈, 마황, 행인, 맥문동, 길경, 석창포 각 1돈.

• **乾栗葛根湯**

治腸病痢疾, 頹疝。

乾栗一两, 葛根四錢, 蘿菔子, 小白皮各二錢, 麻黄, 杏仁, 麥門冬, 桔梗, 石菖蒲各一錢。

• **승음갈근탕**

이 약은 낮에 쓴다. 밤에 쓰려면 오미자를 가미하고 변비에는 대황을 가미한다.

갈근 3돈, 승마 2돈, 길경, 행인, 산조인, 황금, 백자, 나복자 각 1돈.

• **升陰葛根湯**

晝用, 夜用則加五味子, 便秘加大黄。

葛根三錢, 升麻二錢, 桔梗, 杏仁, 酸棗仁, 黄芩, 白芷, 蘿菔子各一錢。

• **보폐생맥산**

이 약은 아침에 복용한다.

맥문동 2돈, 산약, 길경, 오미자, 황금, 의이인, 건율 각 1돈.

• **補肺生脈散**

此藥朝服。

麥門冬二錢, 山藥, 桔梗, 五味子, 黄芩, 薏苡仁, 乾栗各一錢。

• **청승갈근탕**

상초의 면풍, 치통, 인후병을 치료한다. 대변이 묽으면 고본을 감하고 변이 굳으면 대황을 가미한다.

갈근 3돈, 승마 2돈, 맥문동, 길경, 오미자, 천문동, 황금, 백지, 산조인, 행인, 고본 각 1돈.

• **清升葛根湯**

治上焦面風, 牙痛, 咽喉, 便滑則減藁本, 便秘則加大黃。

葛根三錢, 升麻二錢, 麥門冬, 桔梗, 五味子, 天門冬, 黃芩, 白芷, 酸棗仁, 杏仁, 藁本各一錢。

• **갈근이황탕**

양명부병(陽明腑病)을 치료한다.

갈근, 의이인 각 1돈 5푼, 맥문동, 나복자, 길갱 각 1돈, 백지, 마황, 황금, 승마, 행인 각 7푼.

• **葛根二黃湯**

治陽明入腑。

葛根, 薏苡仁各一錢五分, 麥門冬, 蘿菔子, 桔梗各一錢, 白芷, 麻黃, 黃芩, 升麻, 杏仁各七分。

• **가미갈근탕**

임질을 치료한다.

갈근, 의이인 각 2돈, 맥문동 1돈 5푼, 나복자, 길경, 석창포, 황금, 오미자, 마황 각 1돈, 대황, 왕불유행, 호장근, 해금사 각 1돈. 변비면 대황 1돈을 가미하고 임질이면 오미자를 빼고 대황 1돈을 가미하며 처음에 구애 없이 15~16첩을 쓴다.

• **加味葛根湯**

治淋疾。

葛根, 薏苡仁各二錢, 麥門冬一錢五分, 蘿菔子, 桔梗, 石菖蒲,黄芩, 五味子, 麻黃各一錢, 大黃, 王不留行, 虎杖根, 海金沙各一錢。 便秘則加大黃一錢, 淋疾則去五味子, 加大黃一錢, 不拘初用十五六貼。

- **천문동윤폐탕**

눈이 아프거나 코가 마르고 오한에 열이 심하며 두통과 요통이 나며 대변이 건조하고 소변이 잘 통하지 않는 것을 치료한다.

처문동 3돈, 황금 2돈, 맥문동, 산조인, 승마, 갈근, 길경, 행인, 오미자, 대황 각 1돈.

- **天門冬潤肺湯**

治目痛, 鼻乾, 憎寒壯熱, 頭痛, 腰痛, 燥澀。

天門冬三錢, 黃芩二錢, 麥門冬, 酸棗仁, 升麻, 葛根, 桔梗, 杏仁, 五味子, 大黃各一錢。

- **황율소백피탕**

이질(痢疾)을 치료한다.

황율 1냥, 길경 3돈, 오미자, 소백피 각 1돈.

- **黃栗小白皮湯**

治痢疾。

黃栗一兩, 桔梗三錢, 五味子, 小白皮各一錢。

- **길저탕**

이질을 치료한다.

저근백피 5돈, 길경 3돈을 물에 달이거나 혹은 가루 내어 풀로 환을 짓는다.

• **桔樗湯**

治痢疾。

樗根皮五錢, 桔梗三錢, 水煎或為末糊丸。

• **청심산약탕**

허로와 몽설(夢泄), 복통 없이 설사를 하거나 혀가 말려들어 말을 못 하는 중풍증 등을 치료한다.

산약 3돈, 원지 2돈, 천문동, 맥문동, 연자육, 백자인, 산조인, 용안육, 길경, 황금, 석창포 각 1돈, 감국 5푼.

• **清心山藥湯**

治虛勞夢泄, 無腹痛泄瀉, 舌卷不語中風証。

山藥三錢, 遠志二錢, 天門冬, 麥門冬, 蓮子肉, 柏子仁, 酸棗仁, 龍眼肉, 桔梗, 黃芩, 石菖蒲各一錢, 甘菊五分。

• **행인맥문동탕**

부인들의 하혈 또는 눈병, 귀가 먹는 것을 치료한다.

맥문동, 행인 각 2돈, 마황, 길경, 용안육, 원지, 석창포, 천문동, 황금, 오미자, 나복자 각 1돈.

• **杏仁麥門冬湯**

治婦人下血, 又眼病, 耳聾。

麥門冬, 杏仁各二錢, 麻黃, 桔梗, 好龍眼肉, 遠志, 石菖蒲, 天門冬, 黃芩, 五味子, 蘿菔子各一錢。

> **• 승마개치탕**
> 한궐(寒厥) 4~5일에 땀이 나오지 않는 것을 치료한다.
> 승마 3돈, 맥문동, 천문동, 오미자, 산조인, 황금, 마황, 길경, 행인, 갈근, 관동화, 백지, 대
> 황 각 1돈.

• 升麻開腦湯

治寒厥四五日, 汗不出者。

升麻三錢, 麥門冬, 天門冬, 五味子, 酸棗仁, 黃芩, 麻黃, 桔梗, 杏仁, 葛根, 款冬花, 白芷, 大黃各一錢。

> **• 길경원육탕**
> 어린이들 다리와 무릎이 휘어서 힘이 없는 것을 치료한다. 10여 첩이면 효과가 난다.
> 갈근, 길경 각 2돈, 맥문동, 황금, 용안육 각 1돈 5푼, 백지, 오미자, 소백피 각 1돈.

• 桔梗元肉湯

治小兒腿膝曲而無力者, 用十餘貼而得效。

葛根, 桔梗各二錢, 麥門冬, 黃芩, 龍眼肉各一錢五分, 白芷, 五味子, 小白皮各一錢。

• **태음조위탕**

의이인, 건율 각 3돈, 나복자 2돈, 오미자, 맥문동, 석창포, 길경, 마황 각 1돈.

• **太陰調胃湯**

薏苡仁, 乾栗各三錢, 蘿菔子二錢, 五味子, 麥門冬, 石菖蒲, 桔梗, 麻黃各一錢。

【註解】 이 구절은 《初本》에 없던 것을 필자가 아래의 註調胃湯과 연계하고자 《보원》의 태음조위탕을 여기에 기록하였다.

• **주조위탕**

토혈을 치료하는 데 쓰면 금방 멎는다. 본방에 맥문동 5돈, 녹각교, 연육(蓮肉), 측백엽 각 2돈을 가미한다.

• **註調胃湯**

治吐血則止, 本方加麥門冬五錢, 鹿角膠, 蓮肉, 側柏葉各二錢。

• **황율오미자고**

부종을 치료한다.

황율(구) 100매, 오미자 30알, 3회를 쓴다.

• **黃栗五味子膏**

治浮腫。

黃栗炙百枚, 五味子三十粒, 三回用。

• **지유원육탕**

태음인의 하혈을 치료한다.

지유(초흑) 7돈, 용안육, 소백피 각 3돈, 산조인, 황금 각 1돈.

• **地榆元肉湯**

治太陰人下血。

地榆炒黑七錢, 龍眼肉, 小白皮各三錢, 酸棗仁, 條芩各一錢。

• **례지핵탕**

퇴산(㿉疝)으로 음낭이 붓거나 음경이 붓는 병을 치료한다.

례지핵 3돈, 나복자, 황금, 백자인, 백지, 행인, 부평, 대황 각 1돈.

• **荔枝核湯**

治㿉疝, 囊中腫, 玉莖水腫。

荔枝核三錢, 蘿菔子, 條芩各二錢, 柏子仁, 白芷, 杏仁, 浮萍, 大黄各一錢。

藥方卷之三 第五統

약방권지3 제5통

太陽人藥方(태양인약방)

· 건시탕

태양인의 표증을 치료한다.

건시, 오가피, 교맥 각 3돈.

· 乾柿湯

治太陽人表証。

乾柿, 五加皮, 蕎麥各三錢。

【註解】 이 처방은 이제마 선생이 초창기에 설정한 처방이다. 나중에 임상 체험을 거친 뒤에 오가피장척탕(五加皮壯脊湯)으로 수정하여 《보원》에 기록하였다.

【參考】《保元》"五加皮壯脊湯 五加皮四錢 木瓜 青松節各二錢 葡萄根 蘆根 櫻桃肉各一錢 蕎麥米半匙 青松節闕材 則反胃以好松葉代之 此方治表證"

· 미후도탕

태양인의 이증(裏證)을 치료한다.
미후도, 포도 각 3돈, 목과 2돈, 백작약, 생감초 각 1돈.

• **獼猴桃湯**

治太陽人裏證。

獼猴桃, 葡萄各三錢, 木瓜二錢, 白芍藥, 生甘草各一錢。

【註解】 이 처방은 이제마 선생이 초창기에 작성하다 보니 백작, 감초를 태양인 약으로 착각하였다가 나중에는 대폭 수정하여 미후도등식장탕(獼猴桃藤植腸湯)으로 《保元》에 수록해 넣었다.

【參考】《保元》"獼猴桃藤植腸湯獼猴桃四錢 木瓜 葡萄根各二錢 蘆根 櫻桃肉 五加皮 松花各一錢杵頭糠半匙 獼猴桃闕材 則以藤代之 此方 治裏證"

논하건대 태소음양인 중 태양인이 원래 숫자가 희소한 까닭에 그 병증에 대한 치료 방법이 고방에 나타난 것 역시 희소하다. 반위병의 미후도와 소아(小兒)의 각기병에 쓴 오가피가 바로 고방에서 얻어진 것이다. 나의 장기의 천품이 태양인으로서 비록 종신토록 스스로 경험해 보았지만 종당에는 옛날 사람들이 숙련되게 경험한 토음, 소음, 소양 3종인의 병약처럼 익숙하지 못하였다. 대체로 약에 대한 경험이 넓지 못하면 병에 대한 경험도 넓지 못한 까닭일 것이다. 채소와 과실은 본래 간을 보하는 데 속하니 채소와 과실 중에 간 약이 많은 것이다.
노루 간(獐肝)은 소음인 약이라는 것은 참으로 의심할 바가 없지만 녹용(鹿茸)을 소음인 약이라고 하면 오히려 의심할 것인데 일찍이 소음인 한 사람이 녹용을 복용하고 뚜렷한 효험을 얻은 것을 보았다. 그 뒤에 태음인 두 사람이 녹혈을 복용하고 뚜렷한 효험이 있었으나 모두 실상을 얻은 것은 아니므로 감히 진실한 결론을 내리지 못한다.
승마는 원래 신장(腎臟) 약이고 백작약은 원래 간장(肝臟) 약이지만 초하여 쓰면 비장(脾臟) 약으로 된다. 오늘의 이 새 처방이 고방(古方)에 구애되지 아니하였으니 후세 사람들도 역시 오늘의 처방에 반드시 구애되지 말고 가감의 묘리(妙理)와 변통의 이치로 더욱 완선한 것을 탐구하라!

• **論曰**

太少陰陽人中, 太陽人數, 原來稀少, 故其病証治法, 見於古方者亦稀少。 反胃病之獮猴桃, 小兒脚氣病之五加皮, 即古方所得者也。 我稟臟自是太陽人, 雖終身自以經驗, 而終不如古人爛高經驗於太陰, 少陰, 少陽三種人病藥之熟審也。 夫藥驗不廣者, 病驗不廣故也, 菜果自是補肝之屬, 則菜果中, 肝藥為多也。
獐肝為少陰人藥, 則真的無疑, 鹿茸為少陰人藥, 則猶可疑, 曾見少陰人一人, 有服鹿茸顯效, 其後見太陰人二人, 有服鹿血顯效, 皆未得其實, 不敢真决。 升麻自是腎藥, 白芍藥自是肝藥, 而炒用則入於脾藥。 今玆新方不泥古方, 後人亦不可必泥今方, 加減之妙, 變通之數, 益求其善。

藥方卷之三 第六統

약방권지3 제6통

촌, 관, 척 부위론은 비록 이치에 맞지 아니하지만 그 27맥을 대략 참고하고 경험한 것이 있으니 침, 지맥은 소음인의 맥으로 경험하고 긴장한 맥은 태음인의 맥으로 경험하였다. 그리고 남은 여러 맥에서 소양인의 맥은 버려진 가지와 잎일 것이다. 소양인은 곡식을 받아들이는 위기(胃氣)는 넓고 찌꺼기가 나가는 대장과 방광의 기운은 좁아서 비컨대 술 빚는 항아리를 위와 아래를 밀봉하면 열기가 저절로 생기는 것과 같으며 소음인은 곡식을 받아들이는 위기는 좁고 찌꺼기가 나가는 대장과 방광의 기운이 넓어서 비컨대 논에 물을 대는 샘물처럼 먼저 댄 물은 이미 새버리고 새로 대는 물이 계속하여 들어오니 냉기(冷氣)가 저절로 생기는 것과 같다.

寸關尺部位之論, 雖不合理, 然其二十七脈, 大略各有參驗, 沉遲脈少陰之驗也, 緊張脈太陰之驗也, 其餘諸脈, 少陽之脈, 棄枝葉之美也。

少陽人, 受穀之胃氣闊, 而出粕之大腸膀胱氣窄, 比如釀酒之瓮, 上下緊封, 熱氣自生；少陰人, 受穀之胃氣窄, 而出粕之大腸膀胱氣闊, 而比如灌沓之泉, 舊灌已泄, 新灌疊至冷氣自生也。

옛날 사람들은 천연두나 홍진에 필경 약을 많이 썼지만 약을 쓸수록 아이들은 더 죽었다. 이러하므로 최후의 계책 하나를 얻었는데 냉수 한 그릇을 떠 놓고 푸른 하늘에 공경하여 빌었다. 하늘에 진실로 영험함이 있던 것이 아니라 경의를 다하다 보면 반드시 풍한을 조심하게 되고 의약을 삼가게 된 까닭에 아이들이 많이 살게 되었다. 천연두와 홍진뿐만 아니라 모든 병에 다 한정이 있으니 사람은 2~3일 앓는 자가 있고 30~40일 앓는 자도 있으며 2~3년 앓는 자도 있으며 또 10여 년을 앓는 자도 있다. 풍한을 조심하고 마음과 뜻을 평안하게 가지며 족한 줄을 알고 멈출 줄을 안다면 비록 고항(膏肓)에 든 병이라고 할지라도 어찌 반드시 나을 길이 없겠는가!

古者痘疹, 必多用藥矣, 用藥而愈殺兒, 故最後得一計, 冷水一碗, 敬禱大監, 大監非真有其靈也。 致敬則必慎風寒, 必謹醫藥, 是故兒多生也。 非但痘疹也百病皆有限, 有二, 三日病, 有三, 四十日病, 有二, 三年之病, 有十餘年之病。 慎攝風寒, 平心靜意, 知足知止, 則雖是膏肓之病, 豈無必愈之道乎!

2023年 5月 5日 校正, 翻譯